Caring Through Time: Bioarchaeology of Care for the Disabled

Sartre

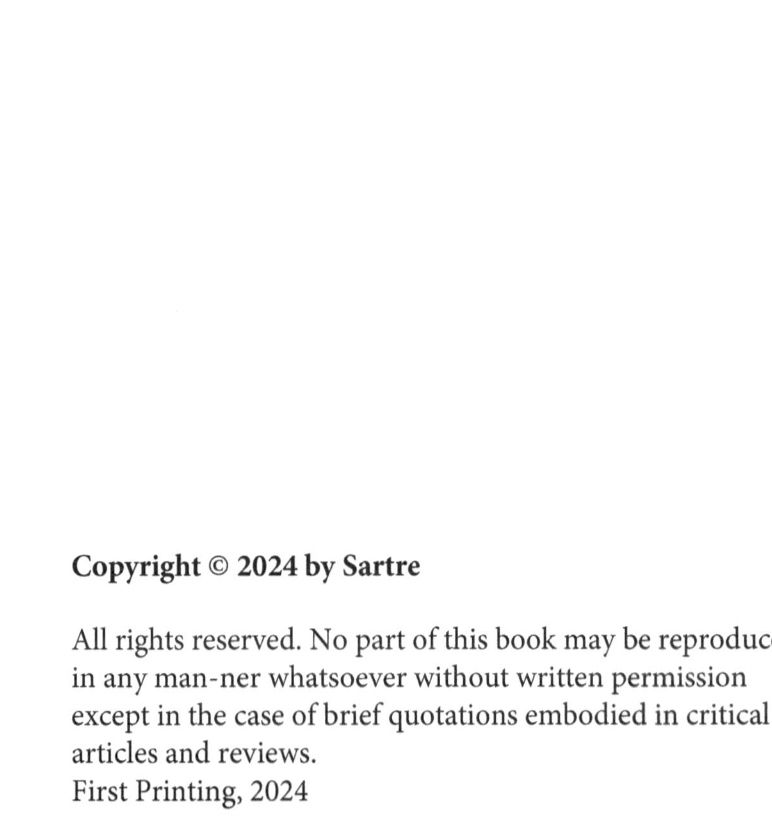

First Printing, 2024

; ^Wj[h Gd[3Aldjhe ZkYj_ed ''''' *

; ^Wj[h Lme3L^[eh[j_YWbE eZ[bi ''''' -

+'* E _Yhe^_ij eho ''''' -

+'+ KeY_Wb: _eWhY^Wfebe]o ''''' 2

+', Gij[eXe]hW^o ''''' *-

+'- L^[: _eWhY^Wfebe]o e\ ; Wh[''''' *1

+'- WL^[eh[j_YWbD_c _jWj_edi ''''' +.

; ^Wj[h L^h[[3@_ijeh_YWb; edj[nj ''''' , +

, '* ? [d[hWbKpua[bo ^_ijeho ''''' , ,

, '+ Kpua[bo J [b]_eki ; edj[nj ''''' - *

, ', : z]zp 9 hY^Wfebe]_YWbKj[@_ijeho ''''' - .

, '- KjkZ[i ed E [Z[l WbWdZ =Whbo E eZ[hd Kpuab[h KeY[jo ''''' . 2

; ^Wj[h >ekh3E [j^eZebe]o ''''' / 2

-'* K[n =ij_c Wj_ed ''''' 0)

-'+ 9][=ij_c Wj_ed ''''' 0+

-', HW[ef W^ebe]_YWZ[j[hc _dW_ed'' 0,

-'- LhWc W9 dWbi_i ''' 0.

-'. AdZ[n e\ ; W[''' 0.

-'. WKj[f Gd[''' 00

-'. XKj[f Lme '' 02

-'. YKj[f L^h[[''' 1*

-'. Z Kj[f \ekh'' 1.

; ^Wj[h>_l [3: kh_W*, ''' 11

.'* AdZ[n e\ ; W['' 11

.'*W<_\\[h[dj_W<_Wdei_i ''' 20

.'+; bd_YW>[Wkh[i WZ >kdYj_edWA f WWji e\ J ^[kc Wje_Z 9 hj^hj_i '''''''''''''''''' *))

.', : kh_W*, Ö E eZ[be\ ; W[''' *)0

.'- 9 d Gij[eXe]hW^o e\ : kh_W*, '' **.

; ^Wj[h K_n3: kh_W*.) '' *+*

/'* AdZ[n e\ ; W['' *+*

/'*W<_\\[h[dj_W<_Wdei_i '' *+2

/'+; bd_YW>[Wkh[i WZ >kdYj_edWA f WWji e\ WLhWc WY@_f <_ibeYWj_ed'''''''''' *, -

/', : kh_W*.) Ö E eZ[be\ ; W[''' *, 1

/'- 9 d Gij[eXe]hW^o e\ : kh_W*.) ''' *- -

; ^Wj[h K[l [d3; edYki_ed'' *- 1

J [\[h[dY[i "" *..

[1] Disabled historical individuals are often viewed in a liminal status, which captures the biological state of being neither sick nor healthy; rather, these individuals existed on the border, the in-between, being not one nor the other (Metzler 2013, p. 5).

[dl_hedc [djWbYedZ_j_edi%WdZ Ykbjkh Wb _d\bk[dY[i "@ei[a +)*2%f' -/# : [] _dd_d] m_j^

j^[eXi[hl Wj_ed e\ i[l [h[f W^ebe] o ed W^kc Wd ia[b[jed%j^[: e; eh] Wd_p[i j^[

X_ebe] _YWb%eY_Wb% _ijeh_YWb%Yedec _Y%ebj_YWb%WdZ h[b]_eki b\[mWb [dl_hedc [dji e\ W

Z_i WXb[Z WdZ(eh_c f Wh[Z _dZ_l _ZkWbje X[jj[hkdZ[hijWdZ j^[Xhe WZ[h_c fbYWj_edi e\ j^[

^_ijeh_YWbdWhhWj_l ["L_bb[o KY^h[da +)*0%f' +#

Le h[_di[hj Z_i WXb[Z WdZ(eh_c f Wh[Z [nf[h_[dY[i _dje j^[^_ijeh_YWbdWhhWj_l [%j^_i

j^[i_i [nWc _d[i jme ^kc Wd ia[b[jedi% kh_Wb *, %WdZ : kh_Wb *.) %Yebb[Yj[Z \hec j^[

: z] zp WhY^W[ebe] _YWbi_j[%_d E k] [d_%J ec Wd_W'i[[>] kh[+# L^_i i_j[Yedj W_di W

Y^khY^oWhZ \hec j^[: z] zp J [\ehc [Z ; ^khY^ j^Wj^W X[[d _d ki[i_dY[**)) WdZ _i

Ykhh[djbo ij_bb _d ki[jeZWo "NeW[j Wb +)+*%f' *# L^[: z] zp J [\ehc [Z ; ^khY^ _i

i_jkWj[Z _d @kd] Wh_Wd LhWdi obl Wd_W%ec [je Wd [j^d_Y Ykbjkh[ademd Wi j^[Kpua[bo

": [j^WhZ +)*2%f' +. . #

Al WZZ_j_ed je h[[ijWXb_i^_d] Z_i WXb[Z WdZ(eh_c f Wh[Z _dZ_l _ZkWbi _dje c [Z_[l Wb

WdZ [Whbo c eZ[hd LhWdi obl Wd_Wd ^_ijeho%j^_i j^[i_i Yedjh_Xkj[i je j^[^_ijeh_YWb

adembZ][e\ j^[WhY^W[ebe] _YWbi_j[' <[if_j[fh[i[hl _d] _ji Wkjedec o \ehc eij e\ _ji

^_ijeho%LhWdi obl Wd_WmW imWf[Z XWa WdZ \ehj^ X[jm[[d hkb_d] fem[hi "? sbb+)*, %f'

*-)# Mfed J ec Wd_WWXiehX_d] @kd] WhoÖ [Wj[hd XehZ[hbWdZi _d *2*1 l _Wj^[Lh[Wjo e\

Lh_Wded%j^[beii e\ LhWdi obl Wd_Wf ebj_YWbbo _iebWj[Z j^[Kpuab[hi _d J ec Wd_W'R['Z_ba [j

Wb +)+*%f' //# D_l _d] f[ef b[jeZWo h[YWbbWj_c [m^[d j^[o ehj^[_h] hWdZf Wh[dji

[nf[h_[dY[Z Wi^\j _d _dj[hdWj_edWbXehZ[hi WdZ dWj_edWb_Z[dj_jo' <[if_j[j^[fh[i[dY[e\

@kd] Wh_Wd&f[Wa_d] Kpua[bo _d LhWdi obl Wd_W%b[ho \[m ijkZ_[i Yedjh_Xkj[Wdo adembZ][

e\ j^[Kpua[bo\zbZ ": [j^WhZ [j Wb +)*2%f' +. - #

L^_i j^[i_i [c fbeoi Wc _Yhe^_ijeh_YWb Xe_WhY^W[ebe]o e\ :kh_Wb*, WdZ :kh_Wb*.) m_j^ W\eYki ed YWh[&_l_d] X[^Wl_ehi je Yedjh_Xkj[je @kd] Wi_Wd LhWdiobl Wd_W ^_ijeho'
L^[Yec fb[n dWjkh[e\ YWh[&_l_d] X[^Wl_ehi e\\[hi Wkd_gk[f[hif[Yj_l[_dje j^[lWbk[i WdZ jhWZ_j_edi Kpuab[hi eY[jo%WdZ j^[h[\eh[_i ki[Zje _bbkc _dWj[Xhe WZ[h_c fb_YWj_edi e\ j^[b_l[Z [nf[h_[dY[\ehZ_iWXb[Z WdZ(eh_c fWh[Z [j^d_YKpuab[hi \hec :z]zp%
LhWdiobl Wd_W'L_bb[o KY^h[da +)*0%f' *+#

L^_i j^[i_i Z[l[bef i c eZ[bi e\ YWh[\eh :kh_Wb*, WdZ :kh_Wb*.) Xo ZeYkc [dj_d] Xebe]_YWb Z[dj__[hi%fWj^ebe]_[i%c ehjkWho jh[WjYc [dj%WdZ j^[f^oi_YWb%eYe&Ykbjkh Wb% WdZ [Yedec _Yb_\[mWoi' L^[d%j^[i[c eZ[bi e\ YWh[Wh[Wfb_[Z Wed]i_Z[bWh][&YWb[WdZ bed]&j[hc f^[dec [dWje fheZkY[eij[eX_e]hWf^_[i e\ Xej^ Xkh_Wbi' >_dWbbo%j^[i[c kbj_iYWbWh_dj[hi[Yj_edWbj_[i Wh[WdWbop[Zje kdZ[hijWdZ j^[Xhe WZ[h_c fb_YWj_edi e\ c [Z_[lWb WdZ [Whbo c eZ[hd LhWdiobl Wd_W'H[bjed[d +))*%f' ,-14O Wjed +))1%f' /#
KkY^ _di_]^ji _dje YWh[&_l_d] X[^Wl_ehi ^[bf je Yec fb[j[Xej^ j^[^_ijeho e\ Kpuab[hi _d LhWdiobl Wd_WWdZ Z_iWXb[Z WdZ(eh_c fWh[Z _dZ_l_ZkWbi \hec c [Z_[lWb WdZ [Whbo c eZ[hd LhWdiobl Wd_W ^_ijeho'

[illegible]

[illegible]

[illegible]

[illegible]

[2] The notion of the 'lived experience,' developed from Marxist origins and directly challenges the idea that people move and exist within the obscure details of the everyday lives of the masses; this type of inquiry understands that macro-scale concepts, such as historical processes, industrialization, bureaucratization, and modernization blends people within arid abstractions (Crew 1989, 393-396). In order to deconstruct

these ideas, microhistory gleans on the lived experience of people- their active and personal identity as historical subjects (Crew 1989, 396).

[3] Agency, as applied to this thesis, is defined as the intentionality and ability to make decisions and act on these ideas during life (Tilley 2015, p. 130). In regard to microhistorical analysis, the intent is for the reduction of analytical scale to allow for a more inciteful interpretation of agency, or the ability to understand how a particular individual made decisions and acted within these decisions in their specific spatial and temporal context.

One of the first microhistorical works is Carlo Ginzburg’s (1976), The Cheese and the Worms: The Cosmos of a Sixteenth-Century Miller. This pioneering work conducted an intense analysis of a small-scale subject, using archival resources to articulate the life of an individual and weave this illustration into the historical fabric on a macro-scale (Hosek 2020, p. 9). Another example of an early small-scale subject analysis is Lutz Niethammer’s (1985) publication on the history of the Ruhrgebiet between 1930 and 1960. In this study, the scale of analysis was reduced to oral history. By focusing on just oral history, Niethammer (1985) exposed working class experiences that could not be found in archival and published sources (Crew 1989, p. 396-397). By taking a small-scale subject and applying it to the macro-lense, these studies offer new ways to understand the broader intellectual and religious trends, popular culture, oral traditions, and life of a specific context (Hosek 2020, p. 9; Zanetti 2014, p. 1087).

Other influential examples of microhistorical analyses include Clifford Geertz’s (1972) analysis of cockfighting as a symbol for Balinese society. This study coined the term *thick description*, which became a key idea in microhistorical work. Thick description, or very close and small-scale analysis, captures the nuanced interpretations required for accurate historical work. Geertz’s (1972) analysis ties together the major theoretical concepts utilized in this thesis, including culturally mediated ideas[4] and the application of personal agency (McGee Williams 2020, p. 463-469).

[4] Cultural materiality acknowledges that people conceptualize and react to the world around them from a subjective lens. That how a person’s decisions and actions, such as naming, labeling, explaining, celebrating, writing, hiding, selling, etc. originates from a personal meaning that is intellectual emotional, and/or sacred. By utilizing cultural materiality, microhistory places a person’s experiences and interpretations as central proponents for analysis (Cohen 2017, p. 61).

[illegible]

[illegible]

[5] These terms will appear frequently throughout the thesis. While different, they capture similar ideas; the lived experience captures the social implication of living within the biological body (Joyce 2005, p. 152). In other words, examining the lived experience means to analyze the biological body as a form of evidence that it has lived, as inscription of daily living patterns inherently are molded within the biological body. The

life narrative, by contrast, weaves together all forms of being- on a biological, social, religious, political, and economic level- to produce a cohesive narrative for an individual (Hosek & Robb 2019, p. 2). The intersection between the lived experience and the life narrative is that in order to understand the life narrative, the lived experience must be explored; one is not completed without the other.

: _eWhY^W[ebe]oÖ \eYki _i i[f WhY[Z _dje jme Z_ij_dYj jh[dZi3j^[_hij \eYki[i ed XW_YXebe]_YWb\WYjehi e\ WhY^W[ebe]_YWb^kcWd h[cW_di%ikY^ W [ij_cWj_d] W][&Wj&Z[Wj^ WdZ i[n ": k_aijhW[j Wb +)**%' , &# L^_i XeWhY^W[ebe]_YWb\eYki [nW_d[i jef_Yi ikY^ W][eifWj_WbWdWbOi_i% _Yhe_cWj_d]% eh[YkbWh WdZ Y^[c_YWbWdWbOi_i%f_][d[j_Yi% WdZ Z[l[befc[djWbXebe]o ": WW[h 9]WhmWb+)*0%' -# Ad YedjhWij%j^[i[YedZ jh[dZ _d XeWhY^W[ebe]o h[Ye]d_p[i j^Wj Xebe]_YWbc[Wkh[c[dji ^ebZ b_j_j[h[b[lWdY[ekji_Z[e\ Yedj[njkWbpWj_ed j^Wj%Wo [nW_d_d] Xebe]_YWb\WYjehi mj_^ekj ieY_WbYedi_Z[hWj_edi%j^[cWj[h_Wbjo e\ ^kcWd [n_ij[dY[_i ec_jj[Z "Hh[kY[b E[ia[bb+))-%' -# O_j^ ieY_Wb XeWhY^W[ebe]o Wj^[ieXkj_ed%eY_Wbj^[eho _i _dj[]hWj[Z WdZ kj_bp[i Ç^ebij_Y _dj[hfh[jWj_edi%W Wffb_[Zje ^kcWd h[cW_di ": k_aijhW[j Wb +)**%' -&#

9dWbop_d] WhY^W[ebe]_YWb^kcWd h[cW_di X[]Wd _d j^[bWj[[_]^j[[dj^ Y[djkho' 9i ijWdZWhZ je WhY^W[ebe]_YWbh[i[WhY^ \ehj^_i j_c[%WhY^W[ebe]_YWbYedj[nji WdZ c ehjkWho Yedj[nji m[h[a[fj i[fWhWj[' A ^kcWd h[cW_di m[h[ijkZ_[Z%b[i[WhY^ \eYki[Z ed W][&Wj& Z[Wj^%i[Wj^%Z_[j%WdZ WdY[ijho WdZ Z_Z dej [nfWdZ X[oedZ j^[i[Xebe]_YWbfWhWc[j[hi ": k_aijhW[j Wb +)**%' . # =WhbO f_ed[[hi e\ WdWbop_d] ^kcWd h[cW_di _dYbkZ[KWc k[b ? [eh][E ehjed "*1. +#%Bei[f^ Bed[i "*101#%WdZ O W^_d]jed E Wj^[mi "*12, # ": k_aijhW [j Wb +)**%' 0# DWj[h%E Wj^[mi "*12, #_dif_h[Z 9 d][bÖ "*2-/ #j[hc %ZVJHFSIFVSYN "

m^_Y^ _i Wd WdWbOi_i X[_d] _hc bo heej[Z _d Yedj[njkWbXebe]_YWbc Wj[h_Wbm_j^_d W ieY_Wbbo Yedij hkYj[Z h[WbWc ": k_aijhW[j Wb +)**%' 1# >hec j^_i fe_dj ed%Xebe]_YWb Wdj^hefebe]o ibemb o X[YWc [c eh[_dj[h&WdZ _djhWZ_iY_fb_dWho WdZ [l[djkWbbo Z[l[bef[Z _dje j^[XeYkbjkhWbWffheWY^ kj_bp[Z jeZWo "9 hc [bW]ei ? [hl[d +)), %' . 1#

9 bj^ek]^ ; bWha "*20+#mWj^[_hij je ki[j^[j[hc IFVHZJCHLVSYN "j^_i WffbYWj_ed mW bc_j[Z je \kdWbh[cW_di' BWd[=' : k_aijhWmWj^[_hij Wdj^hefebe]_ij je

Z[_d[WdZ Wffbo *I FVHYJOHLVSYN* je j^[WdWboi_i e\ ^kc Wd ia[b[jWb h[c Wdi _d *20/ Wj j^[WdkWbc [[j_d] e\ j^[Kekj^[hd 9 dj^hefebe]_YWbKeY_[jo ": k_aijhW[j Wb +) **%f' *+# Le kdZ[hijWdZ j^[Yec fb[n dWjkh[e\ ^kc Wd f^[dec [dWbeY_WbXe_WbY^Wbe]o h[iji kfed i[l [hWbj^[eh[j_YWbYedY[fji \eh_dj[hfh[jW_ed%_dYbkZ_d] c Wj[h_Wb_jo%Yedj[njkWb_jo% [c XeZ_c [dj%j^[b_\[Z[nf[h_[dY[%WdZ W][dYo ": k_aijhW[j Wb +) **%f' **4KY^_\\[h+)))% f' +#

E Wj[h_Wb_jo [nWc _d[i j^[XeZo Wi W WYedijhkYj_ed e\ j^[ieY_Wb%f^oi_YWb% [dl_hedc [djWb%febj_YWb%WdZ h[b]_eki c [Wd_d]i j^Wj Wh[_c fei[Z Zkh_d] j^[b_\[Yekhi["Ke\W[h+))/%f' /.# Ad ej^[h mehZi% Wj[h_Wb_jo _i [l_Z[dY[_d j^[XeZo e\ YkbjkhWb fhWYj_Y[i%b[di[i%[diWj_ed%e el[c [dj%WdZ j[c fehWbZ_c [di_edj^Wj eYYkh X[\eh[% Zkh_d] %WdZ Wj[h b_\["Ke\W[h+))/%f' //# L^hek]^ j^_i kdZ[hijWdZ_d] %j^[fbWij_Y Y^WdWYj[h_ij_Ye\ b__d] XeZ_[i Wbemi j^[c je X[i^Wf[Z Xo Xej^ j^[dWjkhWbWdZ YkbjkhWb [dl_hedc [dj' HbWij_Yj_o _i WXebe]_YWb\kdYj_ed j^Wj WbbYekdji \ehioij[c WjYYY^Wd][i _d W f[hiedÖ ijhkYjkh[WdZ(eh\kdYj_ed' E Wj[h_Wb_jo _i WY^_[l[Z j^hek]^ j^[i[%Qh[f[WjjZ f[h\ehc WdY[i e\ mWbi e\ X[_d]%j^Wj j^[XeZo h[Wbji je%i^Wf[i%WdZ [c XeZ_[i Ykbjkh WbWb [nf[h_[dY[i' O _j^ fbWij_Yj_o W W\ekdZWj_ed%W Wj[h_Wb_jo Wbemi h[i[WhY^[hi je c [Z_Wj[X[jm[[d j^[c Wj[h_WbWdZ j^[X_ebe]_YWb"BeoY[+)))%f' -0-4Ke\W[h+))/%f' 0*#

9 dej^[h f_bbWhe\ ieY_WbX_eWhY^W[ebe]o _i [c XeZ_c [dj j^[eho%m^_Y^ ijkZ_[i j^[ijhkYjkh[i WdZ [dYekdj[hi e\ _dZ_l_ZkWbi[6] "@ei[a +)+)%f' *,# =c XeZ_c [dj j^[eh_[i l_[m f[efb[W ieY_WbikX`[Yji m^e Wh[j^[eh_p[Z m_j^_d j^[_hif[Y_Yie Y_Wbh[Wbc ' H[efb[Wh[

[6] Phenomenological approaches view the experience of the mind and body as an instrument for which information and experiences are received, acted through, and from which meaning is generated. In other words, by placing a hermeneutic interpretive perspective in place of a semiotic one, embodiment can be understood as the applied analysis to the processes and contingencies of human bodies "being in the world," and an attempt to "conceptualize the past as a lived, sensual experience," (Hamilakis et al. 2002, p. 1; Joyce 2004, p. 83; Merleau-Ponty 1962, p. 167).

Wb_d WijWj[e\ [l [h&Wj_d] Y^Wd][Wj^[o [nf[h_[dY[b\[' L^hek]^ j^_i _Z[We\ Yedij Wdj Y^Wd][WdZ _dZ_l_ZkWb_jo%_j _i [ii[dj_Wb je dej[j^Wj j^[h[_i de _n[Z _Z[dj_jo je Wf[hied% hWj^[h Wc oh_WZ e\ ikX'[Yj_l_jo WdZ ieY_Wb_jo \eh[l[ho _dZ_l_ZkWb"9 bX[hj_+)) *%&' *2) 4 BeoY[+)) -%&' 1+%-# : o l_[m_d] f[efb[W WWjehi m^e fWj_Yf W[_d j^[h_jkWbi WdZ][ijkh[i e\ [l [hoZWb b\[%c XeZ_c [dj j^[eh_[i h[l [Wb^em fhWY_j_Y[WdZ _Z[dj_jo Wh[c [Z_W[Z j^hek]^ j^[XeZo' L^[i[^WX_jkWb WY_edi Wh[h[\b[Yj[Z _d XeZ_[i WdZ Wbem ieY_WbXeWhY^Wjeh] _ji je [c XhWY[j^[Yedj_dkeki Z[l [befc [djWb ijWj[e\ ia[b[jWb h[c Wdi "<kha^[_c *2*+4@ei[a +)+) %&' *, 4BeoY[+)) -%&' 1+4E Wkii *20, #

A_i _c feh jWdj je dej[j^Wj WY[fj_d] j^Wj XeZ_[i feii[ii c Wj[h_Wb_jo WdZ [c XeZo [nf[h_[dY[i \kh j^[h Wb]k[i \ehj^[WY[fjWdY[j^Wj XeZ_[i YedjWd Wf[Yji \hec j^[*SHLK L_WLYHLUJL$* L^[bl [Z [nf[h_[dY[YWd X[Z[_d[Z W%Gj^[XeZoÖ _dj[hdWbehfioY^_Y _diYh_fj_ed%e\ ZWbo WYj_l _j_[i j^Wj eYYkh \hec b_l _d] "BeoY[+)) . %&' *. +# Bkij W ia[b[jWb XeZ_[i ^WX eh[l _Z[dY[\hec b_l _d]%kY^ Wj j[[j^ feii[ii_d] c _Yhei Yef_Y iYhWjY^[i \hec c Wj_YWj_ed fheY[ii[i%eh Z[l [bef_d] Wj^h_j_i \hec el[h&nj[di_l[`e_dj ki[%WdWbop_d] j^[bl [Z [nf[h_[dY[W WYedi[gk[dY[\hec Wf[Yji e\ ZWbo b\[Wbemi h[i[WhY^[hi je h[Wij_YWbo fbWY[_dZ_l _ZkWbi m_j^_d j^[h[bWj_edWbdeZ[i e\ XeZ_]_YWb%ieY_Wb%WdZ c Wj[h_Wb\ehY[i "@ei[a +)+) %&' *, 4H[Wied : k_aijhW+)) -%&' +*. 4J ei[: kha[+)) / %&' , +, # 9 Y^_[l _d] j^_i f[hif[Yj_l[\eh WdWbop_d] edY[&b_l _d] ia[b[jWb XeZ_[i _i [ii[dj_Wb\ehkdZ[hijWdZ_d] ^em j^[ekji_Z[mehbZ W\[Yji WdZ Y^Wd][i Wf[Yji je j^[ia[b[jWb XeZo "BeoY[+)) -%&' *. +#

L^[bWj j^[eh[j_YWb\ekdZWj_ed \eh j^_i h[i[WhY^ _i W[dYo j^[eho%m^_Y^ _i j^[WX_b_jo je c Wd_Wd _dj[dj_edWb_jo m^[d c Wa_d] Z[Y_i_edi WdZ Wj_d] ed j^[i[Z[Y_i_edi Zkh_d] b\["L_b[o +)*. %&' *,) # 9] [dYo _i _Z[dj__[Z _d X[^W_ehi j^Wj Xej^ Y^Wb[d][

[7] For a detailed description of the range of decisions (agency) involved with providing/receiving care, see Tilley (2015).

mekbZ ^W[ej^[hm_i[X[[d d[]b[Yj[Z\kbe\ j^[[c X[ZZ[Z ie Y_WbfhWYj_Y[i WdZ h[bWj_edi j^Wj

fheZkY[Z YWh[_d j^[_hij fbWY["L_bb[o +)*. %'*, *#

"# 3 H<E9@E>C8F?N

Gij[eX_e]hWf^o%ehj^[c _Yhe WdWboi_i e\ _dZ_l _ZkWbi a[b[jedi%_i j^[j^[eh[j_YWb

c [j^eZebe]o j^Wj Yec X_d[i c _Yhe^_ijeh_YWb X_eWhY^W[ebe]_YWb j[d[ji je [l _Z[dY[

Yebb[Yj[Z j^hek]^ j^[: e; je Yedijhk Yj Wb\[dWhhWj_l ["@ei[a J eXX+)*2%'+# J eXX

"+))+#Z[_d[i eij[eX_e]hWf^o Wj^[ijkZo [OYV\ NO^kc Wd ia[b[jedi e\ j^[X_e]hWf^o e\

j^[YkbjkhWbdWhhWj_l["@Wc_bWi_ [j Wb +))+%'*/)# ; edijhkYj_d] j^[b_\[dWhhWj_l[e\

: kh_Wb*, WdZ *.) _i j^[j[hj_Wbo]eWbe\ j^_i j^[i_i%je j[W[ekj Xhe WZ[h _c fb_YWj_edi e\

j^[bl [Z [nf[h_[dY[_d c [Z_[l Wb WdZ [Whbo c eZ[hd LhWdioblWd_WL^[h[\eh[%

eij[eX_e]hWf^o _i Z_h[Yjbo Z[i_]d[Z je Yec fei[Wc _Yhe^_ijeh_YWb WdWboi_i e\ : kh_Wb*,

WdZ *.) je j[W[ekj ^_ijeh_YWb W[dYo% W[h_Wb Ykbjkh[%j^[XeZo%fWY[%WdZ [nf[h_[dY[

"J eXi^[Wkn +)++%'* , #

L^[j[hc VZ[LVI FVNYHWO[8] mW_hij Ye_d[Z Xo >hWda KWkb_d *20+' @[Z[l[bef[Z

j^[_Z[W hec W eh[di_Yf[hif[Yj_l[j^Wj\eYki[i ed j^[_dZ_l_ZkWb X[\eh[c el_d] je W

fefkbWj_ed f[hif[Yj_l[": k_aijhW[j Wb +)**%'*)# KWkb WdZ KWkb"*212#j^[d h[Z[_d[Z

j^[j[hc VZ[LVI FVNYHWO Wj^[WdWboi_i e\ j^[b_\[^_ijeh_[i e\ _dZ_l_ZkWbi _d Wd[c fj je

[d^WdY[[nfbehWj_edi e\ ^[Wbj^%X[^W_eh%WdZ ieY_Wb Ykijec i Wj j^[fefkbWj_ed b[l[b\eh

WhY^W[ebe]_YWb fefkbWj_edi ": ekj_d +)*2%' 02# E eh[h[Y[djbo%J eXX"+))+#Z[l[bef[Z

---

[8] Osteobiography, or the close analysis of human remains, holds influence from various theoretical concepts, including Marxist critical theory, Durkheim (1895), Douglas (1966), Italian histography in the 1970's, and Geertz (1973).

Wd Çeij[eXe]hW^_YWb f[hif[Yj_l[%Ói j^Wj \eYki[i ed j^[Ykbjkhwb _Z[Wb e\ m^Wj W^kc Wd b\[i^ekbZ X[WdZ _i WdWboq[Z j^hek]^ b\[Yekhi[c eZ[bi ": k_aijhW[j Wb +)**%f' *)#

LeZWb%eij[eXe]hW^o _dj[hfh[jWj_ed _i YedZkYj[Z _d W(Wi[jo e\ mWoi% hWd]_d] \hec ijh_Yj if[YkbWj_ed je \eh[di_Y _Z[dj__YWj_ed% WdZ [l[d je _bbkijhWj_l[_Yj_ed ": WbZed_ [j Wb +)*14: Wp&E eb] WZe [j Wb +)*, 4: ekj_d +)*+4>h_Ya[[j Wb +)+4@ei[a +)*2#

9bj^ek]^ Wb\ehc i e\ _dj[hfh[jWj_ed Wc je Yedijhkj WdWhWj_ed WdZ YedY[fj_ed e\ ^_ijeho%j^[h[_i c kY^ Z[XWj[ikhhekdZ_d] j^[[j^_Yi e\ j^_i a_dZ e\ meha "? [bb[h+)*2%f' 12# 9j _ji c eij XWi_Yb[l[b% eij[eXe]hW^o Wc i je c Wa[WYedd[Yj_ed X[jm[[d Wd _dZ_l_ZkWb b\[^_ijeho WdZ j^[c WYhe&YWb[^_ijeh_YWb j^[c [i j^Wj mekbZ ^W[_dj[hWj[Z mj^ WdZ _d\bk[dY[Z j^Wj i_d]kbWh f[hied' L^_i WZ^[h[dY[je if[YkbWj_d] ^em Z_\\[h[dj \ehc i e\ [l_Z[dY[% _dYbkZ_d] j[njkWb% WhY^W[ebe]_YWb% WdZ eij[ebe]_YWb ZWjW Ze[i dej [nj[dZ WdWboi_i X[oedZ _dj[hfh[j_d] j^[XeZo \hec m_j^_d j^[i[h[iekhY[i "@ei[a +)*2%f' --#

: [oedZ if[YkbWj_ed% ec [eij[eXe]hW^_[i [d]W][_d emd[hi^_f% dWe _d]% WdZ_Wb h[Yedijhk Yj_ed% WdZ _Yj_l[dWhhWj_ed "? [bb[h+)*2%f' 21# >eh[nWe f[%J eXX[j Wb Ö "+)*2# eij[eXe]hW^o e\ >[Wjkh[2. 1%Wj^_h[[dj^ Y[djkho c Wd [nYWWj[Z \hec c [Z_[l Wb =d]bWdZ% [Wjkh[i \WY_Wb WdZ _bbkijhWj_l[h[Yedijhk Yj_edi W W\[Wjkh[e\ WdWboi_i "f' +/#

>khj^[h% ekj_dÖ "+)*+# _Yj_l[eij[eXe]hW^o fh[i[dji ZWjW j^hek]^ _Yj_l[dWhhWj_l[Z_iYekhi[' O ^_b[iec [Wh]k[": ekj_d +)*+4+)*/ 4+)*2# j^Wj _Yj_l[eij[eXe]hW^_YWb dWhhWj_l[i Wh[Wd W\[Yj_l[\ehc e\ _dj[hfh[jWj_ed WdZ [dYekhW][[c fWj^o% h[ZkY[fh[`kZ_Y[% _c fhel[ c [c eho h[YWbb% WdZ ][d[hWj[ ]h[Wj[h _dj[h[ij _d ^_ijeh_YWb ikX`[Yji \eh h[WZ[hi WdZ [d]W]_d] m_j^ j^[fkXb_Y% j^_i j^[i_i h[\hW_di \hec [bl[Wj_d] WdWboi_i X[oedZ

[9] There is concern that osteobiographies that stray beyond speculation interfere with obtaining consent from the dead, create a sense of ontological insecurity, and impose researcher bias (such as inserting colonialist attitudes towards marginalized groups of dead people) (Geller 2019).

l[W_d] j^[c _c f[hiedWbWdZ mj^ekj W[dYo "J eX_i^[Wkn +) ++%i' . # ; edijhkYj_d] Wd eij[eX_e]hWf^o YWd Xh_Z][j^[ ]Wf X[jm[[d ia[b[jWb^_ijeh_[i WdZ c Whe ^_ijeh_YWb fheY[ii[i Xo ki_d] ia[b[jWbh[c W_di je WZZh[ii ^em bWh][&YWb[^_ijeh_[i Wh[[dWYj[Z Wj^[b[l [be\ ZWbo b\["@ei[a +) *2%i' - . # L^_i c kbj_iYWbWh Wfhe WY^ [c f^Wp[i j^[fbWj_Yjo e\ j^[ia[b[jed WdZ ^em _j c Wo Y^Wd][WYYehZ_d] je X_ebe]_YWb fheY[ii[i% [dl_hedc [djWb YedZ_j_edi%WdZ Ykbjkh Wb _d\bk[dY[i "@ei[a +) *2%i' - / # L^_i mWo% eij[eX_e]hWf^o Yedi_Z[hi ^em ^_ijeh_YWb f[efb[_dj[hWYj[Z mj^ c Wh ei YWb[^_ijeh_YWb fheY[ii[i "@ei[a +) *2%i' - / #

L^[Yedd[Yj_ed X[jm[[d eij[eX_e]hWf^o W WfbIj[Z je fWj^ebe]o WdZ ^[Wbj^&YWh[h[bWj[Z X[^Wl_ehmW \hij c WZ[_d @Wha[o "*221#ijkZo e\ Wfh[^_ijeh_Y dZ1 _ZkWbm_j^ W hWh[%[l [h[%WdZ fhe]h[ii_l[c [Z_YWbZ_iehZ[h "@Wc _bWe_i [j Wb +)) +%i' */) # >ebbem_d] j^_i WfbYWj_ed%j^[: e; kj_bp[i eij[eX_e]hWf^o W Wc [j^eZ \eh _dj[hfh[j_d] Wb[l _Z[dY[Yebb[Yj[Z _d j^[_hij j^h[[ij[fi _d j^[AdZ[n e\ ; Wh[' : o [c fbeo_d] eij[eX_e]hWf^o _d _ji _dWb ij[f e\ WdWbo i_i%j^[: e; ki[i [j^de]hWf^_YWdZ WhY^W[ebe]_YWb bj[hWjkh[_djWdZ[c mj^ Ybd_YWb bj[hWjkh[je [nfbeh[\ehc i e\ ^[Wbj^&h[bWj[Z YWh[fhel _i_ed _d] "KY^h[da Lh[c XbWb +) ++%i' / # L^[f[hif[Yj_l[e\\[h[Z dej edbo fhel _Z[i [l _Z[dY[_dje j^[[nf[h_[dY[e\ Z_iWX_b_jo m_j^_d W fWij_YkbWh ij[c fehWb WdZ if WY_WbYedj[nj%Xkj j^[jof[e\ YWh[fheZkY[Z WdZ h[Y[_l [Z c Wo Wbie h[l [WbWf[Yji WXekj ieY_[jWb l Wbk[i%adem b[Z][% WdZ jhWZ_j_ed "L_bb[o +) ++#

Gij[eX_e]hWf^o _i j^[c [j^eZebe]o [c fbeo[Z je m[W[je][j^[hj^[l Wh_eki j^[eh[j_YWb XWYa]hekdZi ki[Z' O ^_b[j^_i ijkZo _i WbieYWbXe]hWf^_YWb WdWbo i_i%j^[_dj[di[\eYki ed X_ebe]_YWb fbWj_Yjo Zk[je fWj^ebe]o%WdZ j^[X[^Wl_ehWb "_['%YkbjkhWb# h[ifedi["[l _Z[dY[e\ W[dYo#je j^[fWj^ebe]o \eh: kh_Wb*, WdZ *.) h[fh[i[dji Wd _dl [ij_] Wj1 [c eZ[bj^Wj_i c _Yhe^_ijeh_YWb Ad jWdZ[c %j^[: e; e\\[hi WjhkYjkh[Z fheY[ii \ehj^_da_d] WXekj j^[i[X_ebe]_YWb WdZ YkbjkhWb Yedi_Z[hWj_edi%m^_b[eij[eX_e]hWf^o ki[i j^[ia[b[jWb XeZ_[i e\ : kh_Wb *, WdZ *.) Wj j^[\eYWb fe_dj \ehj^[_dl [ij_]Wj_ed e\ j^[i[m_Z[hjhWdi\ehc Wj_edWb fheY[ii[i j^Wj ^W[eYYkhh[Z _d c [Z_[l Wb [Wbho c eZ[hd LhWdiobl Wd_W Ad j^_i mWo%j^_ j^[i_i _i Z[b_X[hWj[bo h[bWj_edWb WdZ c kbj_i YWbWh _d _ji WdWboi_i e\ j^[fWj^ebe]_[i fh[i[dj _d : kh_Wb *, WdZ *.) WdZ j^[X[^Wl _ehWb h[ifedi[je j^[_h Z_i[WI[i "@ei[a +) *2%f' - / #

" $ 7 ? <) @8G ? 8<EE>NE=* 8G<

L^[fh_c Wbo j^[eh[j_YWb XWi_i e\ j^_i j^[i_i _i j^[X_eWhY^Wj[ebe]o e\ YWh[": e; # L^[: e; WdWbop[i ^kc Wd h[c Wdi _d j^[WhY^Wj[ebe]_YWb h[YehZ m_j^ j^[fkhfei[e\ _Z[dj_\o_d] WdZ _dj[hfh[j_d] j^[[nf[h_[dY[e\ Z_i WX_bjo WdZ e\ Wdo WieY_Wj[Z ^[Wj^&h[bWj[Z YWh[] _l _d] j^hek]^ f Wb[ef Wj^ebe]_YWb WdWboi_i "L_bb[o KY^h[da +) *0%f' +# <_iWX_bjo WdZ ^[Wj^&h[bWj[Z YWh[_i _d\[hh[Z j^hek]^ f^oi_YWb [l _Z[dY[e\ fWj^ebe]o _d ^kc Wd ia[b[jWb h[c Wdi j^Wj _dZ_YWj[j^Wj Wi_ijWdY[c kij ^W[X[[d fhel _Z[Z \ehj^[W\[Yj[Z _dZ_l _ZkWbje ^W[ikhl _l[Z "L_bb[o +) *. %f' *#

L^[: e; j^[eho Yec X_d[i jme Wf fheWY^[i je kdZ[hijWdZ_d] ^kc Wd Z_i[Wi[3ed[_i j^[iY_[dY[&XWi[Z eij[ebe]_YWb WffheWY^%WdZ j^[ej^[h Wf fheWY^ [c f^Wi_p[i j^[YedjhWj_d] "Xkj i_c _bWhbo _c fehjWdj#1 _[m j^Wj ^kc Wd Z_i[Wi[_i WYj[eY_WbYedijhkYj_ed j^Wj _i Yedj[njkWbbo WdZ ^_ijeh_YWbbo fheZkY[Z%"KeW[h+)) / %f' n_# L^[: e; j^[eho j^ki WYji Wi WXh_Z][\ehkdZ[hijWdZ_d] X[^Wl _eh_d _dZ_l _ZkWbi m^e ik\\[h[Z \hec fWj^ebe]o _d j^[^_ijeh_YWb h[YehZ "L_bb[o KY^h[da +) *0%f' +# L^_i f[hif[Yj_l[i[[ai je kdZ[hijWdZj^[*O.T.H.U.* h[ifedi[je Z_i[Wi[%mj^ WYedi_Z[hWj_ed j^Wj Z_iWX_bjo WdZ _c fW_hc [dj YWki[Z Xo Z_i[Wi[_i [c X[ZZ[Z WdZ Wbj[Z kfed ed WieY_Wbo c Wh_Wbbo W[h_Wb[l[b' Ke W[h"+))/#ik]][iji Wd WdWbe]o j^Wj Yec fWh[i X[Z_[i WdZ eX[Yji je _bbkijhWj[j^[Z_\\[h[dj b[l[be\ l Wh_WXb[i Z_i[Wi[c Wo X[_d\bk[dY[Z Xo' K^[mh_j[i%

> O^_b[Sj_i W\W[_bWi Z[Wj^Wj eX[Yji Wh[Yh[Wj[Z Xo XeZ_[i WdZ j^Wj _Z[W WdZ Wj_jkZ[i%hWj^[h j^Wd eYYkfo_d] Wi[fWhWj[Z Zec Wd \hec j^[c Wj[h_Wb%c Wo X[_di Yh_X[Z_d eX[Yji%Sj_i Wb[ii Yec c edbo ademd _Z[Wj^WjTj^[XeZo _i _ji[b\ Yh[Wj[Z _d h[bWj_ed je Wc Wj[h_Wbmehb Z j^Wj _dYbkZ[i eX[Yji W m[bb Wi ej^[h f[efb[' "f' nl#

L_bb[o "+)*. #\kbj^[hi j^[iW[[Wi[hj_ed%

> De]_YWbo%j^[h[\eh[%m^[h[iec [f Wbj e\ ikhl_l Wbe\%ehmj^%f Wj^eb]o _i Yedi_Z[h[Z Wjh_XkjWXb[je YWk[%j^[ia[b[jWb[l_Z[dY[j^Wj b[WZi je j^_i YedYbki_ed YWd X[l_[m[Z "Wj b[Wj _d fWj#W j^[ÑYh[Wj_edÖ e\ j^ei[h[ifedi_Xb[\eh YWh[]_l_d]%_d c kY^ j^[iWc [mWo W W Wj[\WYj ikY^ W W Y[hWc_Y fej%je ed[jee bi% hekdZ^eki[i ehc [] Wbj^_Yjec Xi Wh[kdZ[hijeeZ je j^[h[ikbj e\ Z[b_X[hWj[bWXekh kdZ[hjWa[d mj^_d%WdZ]_l[d c[Wd_d] Xo%j^[Yedj[nj _d m^_Y^%WdZ Xo l_hjk[e\ m^_Y^%j^[o m[h[fheZkY[Z' "f' *+l#

L^ek]^ j^_i f[hif[Yj_l[%Z_i[Wi[%_c fW_hc [dj%WdZ Z_iWX_bjo Wh[l_[m[Z mj^ W Yedi_Z[hWj_ed j^Wj j^[o jee Wh[\ehc i e\ c Wj[h_Wb YkbjkhWbh[&iec [j^_d] j^Wj _i c eZ__[Z% _dj[dj_edWbo ehkd_dj[dj_edWbo%Zkh_d] j^[^kc Wd b_\[Yekhi["Ke\Wh+))/%f' nl# L^[: e; j^[eho _i Wkd_gk[WdZ [\\[Yj_l[j^[eh[j_YWb b[di je WdWbop[j^[_dj[hWWj_ed e\ Z_i[Wi[% Z_iWX_bjo%WdZ _c fW_hc [dj _d fWj ieY_[j_[i \hec WX_eieY_Wb ijWdZfe_dj X[YWki[j^[m_bd]d[ii je fhel_Z[YWh[%ehj^[dWkh[_d m^_Y^ YWh[_i]_l[d%_i WZ_h[Yj fheZkYj e\ j^[YkbjkhWb%eY_Wb%Yedec _Y%WdZ f^oi_YWb[dl_hedc [dj _d m^_Y^ j^_i X[^Wl_eh _i eYYkhh_d] "L_bb[o KY^h[da +)*0%f' +# L^_i mWo%kj_bp_d] j^[: e; j^[eho Wbemi h[i[WhY^[hi je kdZ[hijWdZ YWh[]_l_d] X[^Wl_ehi \hec WieY_Wbo c Wj[h_WbijWdZfe_dj WdZ h[YedijhkYj Wd _djWd]_Xb[\WY[j e\ j^[b_l[Z [nf[h_[dY[\eh Wi f[Y__Yj[c fehWbWdZ if Wj_Wb Yedj[nj'

[10] Early influential paleopathology researchers and works includes Friedrich Esper (1732-1781), Rudolf Virchow (1821-1902), Frederic Wood Jones (1879-1954), Grafton Elliot Smith (1871-1937), Sir Marc Armand Ruffer (1859-1917), Gregg et al. (1965), McGrew and Gregg (1971), Carlson et al. (1974), and Stuart-Macadam (1985).

[11] Early influential cases of care analysis include Trinkaus and Zimmerman (1982), Formicola et al. (1987), and Hawkey (1998).

[12] Post-processualism is a bioarchaeological paradigm that developed in response from criticisms explored after the 1980's, when processualism was viewed as operating under an exclusive adherence to casual variables (climate, population growth, systems theory). Post-processualism, therefore, intends to reinsert the social roles people played throughout history, observing their self-determination and active ability to affect observed outcomes (Smith 2013, p. 183).

ieYe[Yedec _YWdZj[c fehWf_Ykh[SiTe\ l Wi_eki h[]_edW^_ijeh_YWdZ fh[^_ijeh_Y^kc Wd fefkbWj_edi%6Xkj Wi e [nf WdZje ej^[h Ykbjkh Wb l Wi_WX b[i%_dYbkZ_d] Z_i[W[W _j _i [gkWj[Z m_j^ i_d ehfkd_i^c [dj%WdZ fWj^ebe]o eXi[hl [Z W jhWdi\ehc Wj_l [[l [dji "? hWk[h+) *, % f' *1-#

L_bb[o WdZ Gn[d^Wc "+) **#fkXb_i^[Z j^[: e; j^[eho _d j^[_hij _iik[e\ j^[*8UL YUH[FVUHS9V\ YUHS VMP HSLVWH[OVSVN* "WdWbop_d] E Wd : WY: kh_W2%WdWZkbj c W[m_j^ `kl [d_b[&edi[j gkWZh_f b[]_Wd F[ebj^_YN_[jdWc "f' , . # O ^_b[j^[h Wb[i_c _bWh_j_[i X[jm[[d L_bb[o WdZ Gn[d^Wc "+) **# WdZ [Wh b[h fWf[ef Wj^ebe]o ijkZ_[i%j^[_hij Wfb_YWj_ed e\ j^[: e; c Wai j^[ijWhj e\ WY[djhWb \eYki ed YWh[X[^W_ehi if[Y_YWbbo4 j^_i \eYki ed YWh[]_l _d] X[^W_ehi Z[l [bef[Z _dje j^[\ekhj&j[f fhe Y[ii \ekdZ _d j^[: e; j^[eho'

L_bb[o WdZ Gn[d^Wc Ö "+) **#bWdZc Wia WdWbo i_i e\ YWh[X[^W_ehi fhel _Z[i W c [j^eZebe]o \ehkdZ[hijWdZ_d] Z[jW_b[Z WdZ dkWdY[Z _Z[W e\ Ykbjkh Wb fhWYj_Y[WdZ ieY_Wb h[bWj_edi e\ WhY^W[ebe]_YWb \]kh[i "f' -*# O ^_b[fWj^ebe]o h[c W_di j^[\ekdZWj_ed je m^_Y^ WdWbo i_i _i Z[h_l [Z \hec %j^[: e; j^[ehoÖ]eW b_i je Z_i Y[hd Wf f[Yji e\ X[^W_eh j^Wj Wh[_d h[if edi[je Z_iWXb_jo WdZ _c fW_hc [dj YWki[Z Xo Z_i[W[' : o kj_b_p_d] W Ykbjkh Wbbo dkWdY[Z f[hif[Yj_l [\eh kdZ[hijWdZ_d] YWh[X[^W_ehi%j^[j^[eho kdZ[hijWdZi h[bWj_l [l Wbk[i%ademb[Z][%WdZ X[b_[\ ioij[c i e\ Wi f[Y_YieY[jo _d if WY[WdZ j_c ['

L^_i mWo%j^[j^[eho ki[i YWh[X[^W_ehi W W\hWc [e\ h[\[h[dY[je kdZ[hijWdZ Wd WhY^W[ebe]_YWb Yec c kd_jo'

K_dY[_ji fkXb_YWj_ed%j^[: e; j^[eho ^W fhel [d je X[W WZ`kijWXb[WdZ [nfWdi_l [W L_bb[o "+) *- # _dj[dZ[Z _j je X[' L_bb[o WdZ Gn[d^Wc Ö "+) **# WdWbo i_i h[Y_l [Z j^[ÑE eij Ad\bk[dj_Wb 9 hj_Yb[Ö _d j^[*8UL YUH[FVUHS9V\ YUHS VMP HSLVWH[OVSVN* _d +) *. %W

Z[Yi_ed ikffehj[Z Xo j^[HWl[ef W^ebe]o 9 iieY_Wj_ed WdZ =b[l_[h": k_aijhW+)*0%/.# K_dY[j^[d% L_bb[o "+)*.# fkXb_i^[Z ^[h Xeea% COLVY HUK? YHJ[PJL FU[OL 1 FVHYJOHLVSVN VM2HYL" m^_Y^ fhel_Z[i % Wi Y[dj__YWbbo XWi[Z WdZ j^[eh[j_YWbbo [dh_Y^[Z c eZ[b%"f' l_# L^_i Xeea _bbkijhWj[i ^em h[i[WhY^[hi YWd [b[lWj[j^[_h Z[dj__YWj_ed e\ Z_i[Wi[WdZ _dYehfehWj[Z_W]dei_i e\ YkbjkhWb_dYbki_ed WdZ _dj[hfh[jWj_ed _d j^[_h WfbbYWj_ed e\ j^[j^[eho'

>ehhem_d] L_bb[oÖ "+)*.# fkXbYWj_ed% L_bb[oÖ "+)*.# h[fkXbYWj_ed e\ J ec _je + _djheZkY[i j^[: e; W Wc [j^eZebe]o WdZ fhel_Z[i Wd ef[hWj_edWb Z[_d_j_ed e\ j^[AdZ[n e\ ; Wh[' L_bb[o "+)*.#Ö h[WdWboi_i e\ J ec _je + YbWi_[i c Wdo c _ikdZ[hijWdZ_d]i h[] WhZ_d] YWh[WdWboi_i% _dYbkZ_d] _iik[i e\ h[b_WX_b_jo WdZ WYYkhWY[c _Yh]eh "L_bb[o +)*. %f' 0+# L^_i ijkZo Z[c edijhWj[i j^[: e; j^[ehoÖ h[b_WX_b_jo \ehj[W_d] ekj ikffehj_l[[l_Z[dY[WdZ eh]Wd_p_d] WdWboi_i je c Wd_jWd l Wb_Z_jo'

AdWh[bWj_ed je j^_i j^[i_i% [j^WZ [j Wb "+)+*# WfbbY[i j^[: e; j^[eho je : kh_Wb *2. %Wc _ZZb[&WY[Z c Wh[[nYWlWj[Z \hec j^[: z]zp J [\ehc [Z; ^khY^' J WZ_eYWhXed ZWj[i [ij_c Wj[j^Wj : kh_Wb *2. ^WZ bl_[Z X[jm[[d *-.)&*/ -) 9 <%m^_Y^ _i Wi_c _bWh j_c [f[h_eZ je m^[d : kh_Wb *.) mWi Wbl_[": [j^WZ [j Wb +)+*%f' *+-# 9 fWhj_YkWhbo h[c eZ[b[Z f[d[jhWj_ed je : kh_Wb *2. Ö b[\j fWi_[jWbik]][iji Wi [l[h[Wdj[c ehj[c YhWd_WbjhWkc W L^[h[\eh[% [j^WZ [j Wb "+)+*# [c fbeoi j^[: e; j^[eho je _dl [ij_] Wj[j^[fhel_i_ed e\ YWh[j^Wj WWhem[Z : kh_Wb *2. je ikhl_l[\ehhem_d] j^_i _d`kho'

: [j^WZ [j Wb "+)+*#\ehhemi j^[\ekh&ij[f fheY[ii Z[jW_b[Z Xo _d j^[AdZ[n e\ ; Wh[% Z[dj_\o_d] Xej^ YWh[W Z_h[Yj ikffehj WdZ YWh[W WYYec c eZWj_ed W fWhji e\ j^[c eZ[be\ YWh[[c fbeo[Z \eh : kh_Wb *2. "f' *+. # L^[_Z[dj__YWj_ed e\ Xej^ jof[i e\ YWh[_i Yhj_YWb \eh j^[i_i% W j\WY_bjWj[i Yec fWh_iedi h[] WhZ_d] j^[m_bb_d]d[ii WdZ

W W_bWX_bjo je fhel _Z[YWh[m_j^_d j^_i if[Y_Y YkhjkhWb Yedj[nj%h[bWj_l[je : kh_Wi *, WdZ *.)' >kh^[hl% _dY[Xej^ : kh_Wb*.) WdZ *2. WW[c WW[i \hec j^[iW[[fefkbWj_ed WdZ i_c _bWhj_c [f[h_eZ%j^_i j^[i_i Yedi_Z[hi j^[WX_bjo je fhel _Z[*OLSWMS* YWh[m^[d [nW _d_d] j^[YWh[fhel _Z[Z je : kh_Wb*.)%f[Y_YWbbo'

O ^_b[: [j^WZ [j WbÖ "+) +*# WdWboi_i fhel _Z[i o[j Wdej^[h [nWc fb[e\ j^[: e; j^[eho Wfb_[Z%j Wie i^emYW[i j^[c kbj_&WW[j[Z ki[j^[j^[eho e\\[hi' Ad j^_i ijkZo%j^[j^[eho _i [c fbeo[Z je kdYel [h j^[el [hbeea[Z ^_ijeho e\ j^[Kpuab[hi%WW] d_d] m_j^ j^[: e; Ö XheWZ[h] eWbe\ _dj[hfh[j_d] YWh[X[^W_ehi _d j^[WhY^W[ebe]_YWb h[YehZ' A\ _i dej[meh^o j^Wj m^_b[j^[fh_c Wbo eX[Yj_l[e\ j^[: e; _i je Yedjh_Xkj[je j^[WhY^W[ebe]_YWb h[YehZ% [j^WZ [j WbÖ "+) +*# WdWboi_i e\ : kh_Wb*2. WYYec fbi^[i j^_i ed Wc eh[Yec fh[^[di_l[[b[l [b%_dl eb_d] WdWboi_i m_j^_d WZ[i Y[dj Yec c kd_jo ": [j^WZ [j Wb +) +*%f' *+-# L^[jme ia[b[jedi [nWc _d[Z _d j^_i j^[i_i i_c _bWhbo Yedjh_Xkj[je j^[Z[l [bef_d] adembZ][e\ Kpuab[h ^_ijeho%m_j^ Wi ^WWZ e\eYki ed _dZ_l _ZkWb [nf[h_[dY[W Wd _d\ehc Wj_l[jeebje kdZ[hijWdZ_d] YkbjkhWb _d\ehc Wj_ed'

L^[: e; j^[eho ^W h[Y[djbo X[[d fh[i[dj[Z _d Wj^h[[&Xeea i[h_[i 4L_b[o WdZ KY^h[da "+) *0#^W[fkXb_i^[Z j^[i[YedZ Xeea m_j^_d j^[i[h_[i%*L^ 3 L]LSVWT LUZFU [OL 1 FVHYJOHLVSVN VM2 HYL/ 5\ Y[OLY2 HZL B[\ KHLZ HUK 4_WHUKLK COLVY* "m^_Y^ [nfWdZi j^[eh[j_YWb Wfb_YWj_ed je l Wh_eki i^emYW[Z ijkZ_[i%_dYbkZ_d] Wfb_YWj_ed je c kc c __[Z h[c W_di%fefkbWj_ed WdWboi_i%WdZ _d&Z[fj^ [nWc _dWj_ed e\ j^[eh[j_YWb bc _jWj_edi "Ckc c [j Wb +) *) 4H[ddo&E Wed ?embWdZ +) *- 4F oijhec H_ec Xde&E WYWb_+) *0# KY^h[da WdZ Lh[c XbWo "+) ++#^W[fkXb_i^[Z *1 FVHYJOHLVSVN VM2 HYL COYV\ NO ? VW SH[FVU#; L]LS0 UHS ZLZ*'c Wa_d] j^[j^_hZ Xeea je [c f^Wi_p[j^[ ]hem_d] Wfb_YWj_edi j^Wj YWd X[kj_b_p[Z j^hek]^ j^[: e; j^[eho ": k_aijhW+) *0%f' , / . #

Ad j^_i Yedj[nj%Z_i WXbjo _i Z[_d[Z W%Ç Wi jW["j[c fehWo ehbed] j[hc #Wi_d] \hec Wd _c fWhc [dj _d XeZo \kdYj_ed ehijhkYjkh[j^Wj_i WieYW[Z m_j^ WY_l_jo bc _jWj_edi WdZ ehfWj_Yf Wj_ed h[ijh_Yj_edi%Ö "L_b[o +)*. %$' ,# <_i[W[_i h[\[hh[Z je W% ÇWfW^ef^oi_ebe]_YWb fheY[ii _d XeZo ijhkYjkh[%Y^[c _ijho eh\kdYj_ed%Y^WhWYj[hp[Z Xo _Z[dj_\_WXb[i_]di WdZ ioc fjec i%Ö "L_b[o +)*. %$' / 0# <_i[W[_i Z_\\[h[dj_Wj[Z \hec _bbd[ii%m^_Y^ _i% Çj^[_dZ_l_ZkWbÖ [nf[h_[dY[e\ fWj^ebe]o &j^[f[hiedWb [nf[h_[dY[e\ Z_il Wk[Z Y^Wd][i _d j^[ijWj[i e\ X[_d] WdZ ieY_Wb \kdYj_ed%Ö "Ct[_dc Wd [j Wb *201%$' +. 4 L_b[o +)*. %$' / 0# <_i[W[WdZ _bbd[ii Wh[\khj^[hZ_\\[h[dj_Wj[Z m_j^ i_Yad[ii%m^_Y^ _i Z[_d[Z W%Çj^[mWo _d m^_Y^ WfWj_YkbWhZ_i[W[WdZ j^[Ñ_bbd[ii h[ifedi[%ÖWh[f[hY[_l[Z&WdZ YLY[_l[Z&Xo ej^[hi _d ieY_[jo%Ö "L_b[o +)*. %$' / 04O _da[hc Wd +))2%$' , / # @[Wj^ h[bWj[Z YWh[ ]_l_d] WdZ YWh[[dYec fWi j^[fhel_i_ed e\ YWh[Xo \Wc _bo% \h_[dZi%d[_]^Xehi%h_d c eZ[hd j_c [i%m_j^_d Wc eh[\ehc Wb ^[Wj^ YWh[ioij[c %kY^ W W^eif_jWb; Wh[fhel_i_ed _i j^[X[^W_ehWb h[ifedi[je fWj^ebe]o WdZ j^[: e; i[[ai je [nWc _d[j^_i gk_dj[ii[dj_WbX[^W_eh "L_b[o KY^h[da +)*0%$' +#

L^[fkhfei[e\ beea_d] WjYWh[_d j^[WhY^Wj_cbe]_YWbh[YehZ _i jc kdZ[hijWdZ j^[mWoi f[efb[jeea YWh[e\ [WY^ ej^[h ; Wh[X[^W_ehi e\\[hi _di_]^ji _dje fWj Yec c kd_j_[i%Ykbjkh[i%jhekf%WdZ _dZ_l_ZkWb Z[dj_j_[i%j^Wjc Wo X[_dWYY[ii_Xb[Xo ej^[h c [Wdi "L_b[o KY^h[da +)*0%$' +# L^[fej[dj_Wb\ehYkbjkhWbo h_Y^ _d\ehc Wj_ed m_j^_d YWh[]_l_d] X[^W_ehi _i _dYh[Z_Xb[&YWh[]_l_d] _i%Çed[e\ j^[c eij _dj[]hWj[Z%Yec fb[n% WdZ c kbj_\WY[j[Z e\ ^kc Wd X[^W_ehi%Ö "L_b[o KY^h[da +)*0%$' , # 9 dWboj_d] YWh[]_l_d] Y^WhWYj[h_ij_Yi%_dYbkZ_d] j^[m_bbd]d[ii WdZ WX_b_jo je fhel_Z[WdZ h[Y[_l[YWh[%h[\b[Yji dej edbo j^[ ]_l[hi WdZ h[Y_f_[dji e\ YWh[%Xkj Wie j^[Ç Wk[i%jhWZ_j_edi%

[nf[h_[dY[i%ademb[Z][%X[b[\%a_bi%b[iekhY[i%ebj_Yi%[Yedec o%WdZ eh]Wd_pWj_ed e\ j^[ieY_[jo%_d m^_Y^ YWh[]_l_d] _i mWhhWdj[Z "L_bb[o KY^h[da +) *0%f' *+#

! "*) 1. 68 :2 *3&24 2*:2659

O^_b[j^[: e; Ö _dj[hfh[j_l[dWjkh[_i _ji c Wehfh[c _i[\ehikYY[ii%j_i Wie _ji c eij Yedjhel[hi_Wbjeeb <eW"+) *0#Z[Yedijhk Yji WdZ h[eh]Wd_p[i bc _jW_edi je j^[: e; j^[eho Xo kdZ[hijWdZ_d] j^Wj j^[j^[eho h[b[i ed Yedd[Yj_d] c ehWbjo%f _ij[c ebe]o%WdZ c [j^eZebe]o je _d\[hia[b[jWbf W^ebe]o jemWhZi YWh[_d Z_iWXb[Z f[hiedi "f' ,+-# L^hek]^ j^[bWb[h_d] e\ j^[i[j^h[[c [jW^oi_YWb _[bZi%<eW"+) *0# _dZi j^h[[Yec c ed j^[c [i _d j^[j^[ehoÖ bc _jW_edi3c Wdo Wh]k["<[jjmob[h *22*4F[bied Bkhc Wd *211# j^Wj j^[j^[eho el[hij[fi j^[XekdZWh_[i e\ c ehWb WdZ [j^_YWbi Y[dY[4j^[h[_i Yedjhel[hio h[]WhZ_d] j^[i[c Wdj_Yi WdZ YedY[fj_edi ki[Z _d j^[eh[j_YWb Wf b_YW_ed4 WdZ c Wdo gk[ij_ed j^[c ehWbi]d__YWW_ed e\ h[b_WdY[ed [j^_YWb h[bWj_l_ic \eh _dj[hfh[jW_ed "<eW +) *0%f' , +, #

<[jjmob[h "*22*# Wh]k[i WjWdij YWh[WdWbop_d] j^[eh_[i' <eW "+) *0# eh]Wd_p[i c eij e\ <[jjmob[hÖ "*22*# Yhj_gk[i W [f_ij[c ebe]_YWb WdZ c [j^eZebe]_YWb YedY[hdi% Yedj[dZ_d] j^Wh[i[WhY^[hi Wh[el[hij[ff_d] j^[_h c ehWb Zkjo _d iY[dj__YWdWboi_i "<eW +) *0%f' , +, # <[jjmob[h "*22*# Wh]k[i j^Wj eij[ebe]_YWb ZWjW edbo fhel_Z[i Xebe]_YWb _d\ehc Wj_ed WdZ YWddej fhel_Z[[l_Z[dY[\eh _dij_jkj_edWb \WYji%ikY^ W i eY_WbijWjki WdZ i^Wh[Z _dj[dj_edWbjo' @[h Wh]kc [dj j^ki _i j^Wj Xo _dj[hfh[j_d] eij[ebe]o _d WmWo j^Wj Yedd[Yji _dij_jkj_edWb ZWjWje fW^ebe]o% Y[dj_iji Wh[dej h[if[Yj_d] j^[_h c ehWb WdZ [j^_YWb eXb_]Wj_ed je *ZJHLJJL* "<eW +) *0%f' , +, #

<eWjÖ "+)*0# Wh]k[i j^Wj^[:e; Ze[i _dZ[[Z h[if[Yj j^[c ehWb [Yedec o e\ Yedj[c fehWho WhY^W[ebe]_YWb fhWYj_Y[i "f' , ,)# @[Wh]k[i j^Wj <[jjmoh[hÖ "*22*# Yhj_gk[mW c WZ[fh_ehje L_bb[o ; Wc [hedÖ "+)*-#_c fb[c [djWj_edje j^[AdZ[n e\ ; Wh[%m^_Y^ h[ieh [Zc eij e\ <[jjmoh[hÖ YedY[hdi' L^[AdZ[n e\ ; Wh["+)*-#fhel_Z[i Wd ef[hWj_edWb fhejeYebj^Wj i_jkWj[i j^[_dZ_l_ZkWb m_j^_d j^[XheWZ[h WhY^W[ebe]_YWb Yedj[nj%fhel_Z_d] Wh[bWj_l[kdZ[hijWdZ_d] je m^Wj *KPZH PSH* c [Wdj _d fhWYj_Y[' <eWj "+)*0#[nfbW_di j^Wj j^[AdZ[n e\ ; Wh[_i Wc [j_Ykbeki ij[f&Xo&ij[f fhejeYebj^Wj^ebZi Zij_dYj Yeh[\ekdZWj_edi WdZ ikYY[ii\kbbo i[f WhWj[i [l_Z[dY[\hec _d\[h[dY[WdZ _dj[hfh[jWj_ed "f' , ,)# L^_i Wfb_YWj_ed c Wa[i j^[c [j^eZebe]_YWb Z_ij_dYj_ed X[jm[[d *JHYLNP FUN ILOH PYZ* WdZ feii_Xb[*TV[P H[PVUZ* WdZ Wfb_[i j^[i[_dj[hfh[jWj_edi Wj Z_\\[h[dj ijW][i je We_Z Wdo Yed\ki_ed "f' , , *# L^[AdZ[n e\ ; Wh[_i ef[d je Yhj_YWb [l WbkWj_ed WdZ \khbb[o WZc _ji j^Wj WdWbo i_i m_bbd[l[h e\\[h Wd WXiebkj[ ]kWhWdj[["<eWj +)*0%f' , ,)#

>khj^[hc eh[%j^[AdZ[n e\ ; Wh[_i dej Z[i_]d[Z je fheZkY[fh[Y_i[Wdim[hi4 j^[h[h[c Wdi jee c kY^ Wc X]k_jo _d Yedj[dj WdZ Yedj[dj_cd _d _dj[hfh[jWj_ed "L_bb[o ; Wc [hed +)*-%f' 0&1# >eh [nWc fb[%eij [l_Z[dY[_d ikffehj e\ YWh[_i dej h[fh[i[dj[Z _d WhY^W[ebe]_YWb _dZ_d]i' Ghjd[h "+)) 2#eXi[hl[i j^Wj edbo *) &+) e\ Z_i[Wi[fheZkY[i eij[ebe]_YWb b[i_edi "f' , +1# G\ j^_i%fh[l Wb[dY[e\ _d\[Yj_eki Z_i[Wi[_d ^kc Wd ia[b[jWb h[c Wdi _i [l[d bem[h&jkX[hYkbei_i _i fh[i[dj _d b[ii j^Wd . e\ ik\\[h[hi4 b[fheio _i fh[i[dj _d , & e\ ik\\[h[hi4 iec [Yed]d[djWb Z_ieh Z[hi%kY^ Wi Xb_dZd[ii WdZ Z[Wd[ii% b[Wl[de [l_Z[dY[Xkj mekbZ h[ikbj _d ikXijWdj_WbZ_iWX_b_jo' A_i _ba[bo j^Wj f[h_c ehj[c jhWkc Wimekb Z ^Wl[kdZ[h]ed[Xed[h[c eZ[b_d] o[Whi fh_ehje Z[Wj^% Wd_d] _j Z__Ykbj je Wi[ii ZkhWj_ed e\ Z_i[Wi[[nf[h_[dY["L_bb[o +)*. %f' 0+#

[13] Postmodern cognitive relativistic stances assert that there is no objective reality or truth (Doat 2017, p. 326).

WdZ [dl_hedc [djWfheY[ii[i%"f' , +. # Adij[WZ e\ l _[m_d] j[hc i W _n[Z l Wk[i%^[: e; Wfh[Y_W[i j^Wj^[^kc Wd [nf[h_[dY[_i [dj_h[bo [dl [hef[Z _d ikX'[Yj_l [WdZ Yedj[njkWbo Z[f [dZ[dj Çoij[c i e\ X[b_[\i WdZ l Wk[i% WdZ ki[i j^[i[j[hc i _d j^[_h \kdd[ij YWfWY_jo "f' , +/ # Le fhel _Z[Wd [nWc fb[e\ ^em ZodWc _Yj^[: e; j^[eho _i%<eVy "+) *0# [nWc _d[i j^[ZkWb_ij_YdWjkh[j^[j^[eho [c fbeoi m^[d ki_d] j^[j[hc %KPZH I ESH[$

; hj_gk[i e\ j^[: e; j^[eho Wd]k[j^Wj _j kj_bp[i j^[_Z[W KPZH I ESH[j^hek]^ W f[hif[Yj_l [bc _j[Zje j^[ieY_Wbc eZ[be\ Z_i WXbjo j^WymW \ehc kbW[Z _d j^[i[YedZ ^Wb e\ j^[jm[dj_[j^ Y[djkho "<eVy+) *0%' , , +# L^[ieY_Wbc eZ[be\ Z_i WXbjo _Z[dj__[i KPZH I ESH[W WWehc e\ _c fWhc [dj WdZ ieY_Wb[nYbki_ed%m^_Y^ _i ikffehj[Z Xo fh[`kZ_Y_Wb X[b_[\i "<eVy+) *0%' , , # L^[: e; j^[eho%^em[l [h%Z e[i dej ijh_Yjbo WZ^[h[je j^_i Z[_d_j_ed e\ KPZH I ESH["W _j mekbZ X[[hhed[eki WdZ b[WZ je c WehX_W _d h[i[WhY^ "<eVy +) *0%' , , , # Adij[WZ%^[j^[eho _hij [c fbeoi Wc [Z_YWbc eZ[be\ Z_i WXbjo%m^_Y^ kdZ[hijWdZi Z_i WXbjo W WWj_l _jo bc _jW_edi j^WyW[dej fheZkY[Z \hec ieY_Wbeh YkbjkhWb X[b_[\i%Xkj \hec bc _jW_edi _d f^oi_ebe]_YWb\ehc eh\kdYj_ed "<eVy+) *0%' , , +#

L_b[o WdZ Gn[d^Wc "+) **# [nfbW_d j^Wj^[h[_i Wkd_\ehc _jo \ekdZ m_j^_d Xebe]o Wheii j_c [WdZ ifWY[%m^_Y^ _dYbkZ[i f^oi_YWb[nfh[ii_edi e\ WdZ f^oi_ebe]_YWb h[WWj_edi je fWy^ebe]o' L^_i [c f^W_p[i j^[Xebe]_YWbkd_l [hiWb_ic fh[i[dj _d ^kc Wdi WdZ ^em j^[c [Z_YWbc eZ[be\ Z_i WXbjo _i ki[Zje [nWc _d[j^[_c fWWj e\ f^oi_YWb _c fWhc [dj' <eVy "+) *0# Wd]k[i WyWdij \WbWW_eki h[Wed_d] \hec Wfeijc eZ[hd Ye]d_j_l [h[bWy_l _ij_Yf[hif[Yj_l [WdZ [nWc _d[i j^[Z_Y^ejec o fh[i[dj X[jm[[d j^[ieY_Wb WdZ c [Z_YWbc eZ[bi e\ Z_i WXbjo' L^hek]^ j^_i%<eVy "+) *0# ikYY[ii\kbo _iebW[i Yhj_gk[i j^WyWd[Wi eY_W[Z m_j^ Wikc fj_edi e\ kj_bp_d] Wi eY_WbZ_i WXbjo c eZ[b WdZ

[nfbWdi m^o j^[i[Yhj_Yic i Wl[dej Wf b_YWXb[je j^[ef[hWj_edWbkj_bpWj_ed e\ j^[j^[eh[j_YWb c eZ[b'

L^[j^_hZ c Wehj^[c [e\ bc _jWj_ed _i j^[c ehWb i_]d__YWdj_ed e\ h[bWj_Y[ed [j^_YWb h[bWj_l_ic [14] \eh _dj[hfh[jWj_ed' <[jjmob[h "*22*# Wh]k[i j^Wj j^[: e; kj_bp[i Wd Wh]kc [dj p[Z c WId[h_d ikffehj e\ Wc ehWb kd_l[hiWb_ic [15] f[hif[Yj_l[e\%Q Yheii&Wkbjkh Wb WdZ jhWdi&_ijeh_Y^kc Wd l Wbk[i%m^_Y^ Wh]k[j^Wj YWdd] \ehZ_i WXh[Z WdZ _c fWh[Z f[hiedi _i Wd _djkj[Z ^kc Wd [nf[h_[dY[' K^[YbW_c i j^Wj j^[eh0 Wikc [i j^Wj Wd_d] YWd[e\ Z_i WXh[Z WdZ _c fWh[Z _dZ_l_ZkWbi _i%WdZ WmWbi ^W X[[d Zed[' 9iikc _d] c ehWb kd_l[hiWb_ic %j^[h[\eh[%_d\h_d][i ed j^[hkb[i WdZ l Wbk[i e\ jhk[iY[dY["<eWj+)*0%f' ,+0#

<eWj"+)*0#h[\kj[i Xo Wh]k_d] j^Wj j^[: e; [c fbeoi W][d[hWb dehc Wj_l[fei_j_ed[16] j^Wj ikffehji Wc ehWb h[bWj_l_ij_Y f[hif[Yj_l['L^hek]^ j^_i _Z[W j^[: e; j^[eho kdZ[hijWdZi j^Wj j^[Yedj[nj e\ m^Wj_i h]^j WdZ mhed] _i dej Z[f[dZ[dj ed W^kc Wd c ehWb kd_l[hiWb_ic %Wkj _dij[WZ%Q h[b[i ed Yedj[njkWb X[b_[\i%Wj_ehi%WdZ i_jkWj_edi j^Wj c Wo X[[Yebe]_YWb%eYWb%Ykbjkh Wb%WdZ f[hiedWb%"<eWj+)*0%f' ,+1# L^hek]^ j^_i f[hif[Yj_l[%YWh[]_l_d] \ehZ_i WXh[Z WdZ _c fWh[Z _dZ_l_ZkWbi _i dej WmWbi m^Wj_i Zed[' Adij[WZ%j^[j^[eho _i h[\b[n_l[WdZ kdZ[hijWdZi j^Wj m^Wj_i Yedi_Z[h[Z]eeZ WdZ XWZ%h]^j%WdZ mhed]%_i ^_]^bo ikX'[Yj_l[WdZ [c X[ZZ[Z _d Ykbjkh Wbbo i_]d__YWdj l Wbk[i WdZ X[b_[\i "<eWj+)*0%f' ,+1#

[14] Ethical relativism argues that morals and values are not universal, but instead are different for each culture (Doat 2017, p. 327).

[15] Moral universalism argues that there are, at least some, morals and values that are consistent between all cultures (Doat 2017, p. 327).

[16] A general normative position aims to understand the truths and values of the actor in play through their context and specific application of values (Doat 2017, p. 328).

L^_i Z[edjebe]_YWbZkjo _i \khj^[h h[_d\ehY[Z W W f b_[Z je Z_i WX_bjo ijkZ_[i%W

Z_i WX_b[Z WdZ _c f W_h[Z _dZ_l _ZkWbi _d WhY^_W[ebe]_YWb _dj[hfh[jWj_ed Wh[kik Wbbo

[dYekdj[h[Z W b_c _dWb _]kh[i "<eWy+)*0%f' , , 2# E [jpb[h "+)*, # _Z[dj__[i j^[

f WhWZen_YWbbo *HZLU[WLZLUJL* e\ Z_i WX_b[Z eh_c fW_h[Z _dZ_l _ZkWbi _d j^[^_ijeh_YWb h[YehZ

"f' +#: o kj_bp_d] j^[: e; %h[i[WhY^[hi Wh[dej edbo WX_b[je h[WdWbop[Z_i WX_b[Z WdZ

_c fW_h[Z _dZ_l _ZkWbi j^hek]^ Wf[hif[Yj_l[X[oedZ el [hYec _d] Z_i WX_bjo%Xkj Z_i WX_b[Z

WdZ _c fW_h[Z _dZ_l _ZkWbi Wh[h[_di[hj[Z _dje j^[^_ijeh_YWb dWhhWj_l[m_j^ j^[i Wc [

h[Ye]d_j_ed W WX_b[&XeZ_[Z f[hiedi "E [jpb[h +)*, %f' +#

<eWy "+)*0# _Z[dj__[i j^Wj j^[eho _i ^_]^bo Z[f[dZ[dj ed j^[gkWb_jo e\

eij[ebe]_YWb WdZ WhY^W[ebe]_YWb [l _Z[dY[W WbbWX_b["f' , , 1# @[Wh]k[i j^Wj Yed Y[hdi

h[] WhZ_d] j^Wj j^[eho el [hij[fi j^[XekdZWh_[i e\ c ehWb WdZ [j^_YWb i Y[dY[4 j^[

Yedjhel [hio h[] WhZ_d] j^[i[c Wdj_Yi WdZ Yed Y[fj_edi ki[Z _d j^[eh[j_YWb Wf b_YWj_ed4 WdZ

j^[gk[ij_edi WXekj j^[c ehWbi]d__YWj_ed e\ h[b_WdY[ed [j^_YWb h[bWj_l _ic \eh

_dj[hfh[jWj_ed _i Xej^ d[Y[ii Wbo \ehZh_l _d] WdWboi_i%Xkj i_c kbjWd[ekibo [Z]_d] ed

[nY[ii _l [ia[fj_Y_ic ' 9i jhk[m_j^ ej^[h \ehc i e\ iY_[dY[%j^[: c; Zc[i dej [iYWf[j^[i[

Wdj^hefebe]_YWb YedZ_j_edi e\ iY_[dY[%Xkj G^[h[_i de iY_[dY[m_j^ekj W^kc Wd \WY[%

"<eWy+)*0%f' , , 1#

L^[\ekhj^[eh[j_YWb c eZ[bi [c fbeo[Z _d j^_i j^[i_i Yedjh_Xkj[jemWhZi ZWjW

WdWboi_i _d Z_\\[h[dj mWoi' E_Yhe^_ijeho eh] Wd_p[i j^[iYWb[e\ WdWboi_i ie j^Wj fW^ebe]o

_i Y[djhWb je X_ebe]_YWb%eYYWi_edWbbo Yedec _Y%^_ijeh_YWb%febj_YWb%WdZ h[b]_eki

Yedi_Z[hWj_edi' KeY_WbXebe WhY^W[ebe]_YWb \ekdZWj_edi%_dYbkZ_d] Yedj[njkWb_jo%Yh[_Wb_jo%

[c XeZ_c [dj%WdZ W[dY[o j^[eho%_[m j^[XeZo W c Wj[h_Wb[l _Z[dY[\ehj^[_dj[hWYj_ed

X[jm[[d X_ebe]_YWb WdZ c Wj[h_Wb h[Wb_j_[i ": k_aijhW[j Wb +)**%f' , # Gij[eX_e]hWf^o m[W[i je] [j^[hj^[Z_\\[h[dj j^[eh[j_YWbXWYa]hekdZi ie j^Wj: kh_Wb*, WdZ : kh_Wb*.) Wh[j^[\eYWbfe_dj \eh WdWboi_i' Le] [j^[h%j^[i[j^[eh_[i Wh[Wfb_[Z m^_b[meha_d] j^hek]^ j^[: e; %m^_Y^ Wji W WijhkYjkh[Z fhe Y[ii \ehj^_da_d] WXekj j^[i[X_ebe]_YWb WdZ YkbjkhWb Yedi_Z[hWj_edi' 9 bj^ek]^ Yhj_Yi Wh]k[j^Wj j^[: e; Ö _dj[hfh[jWj_l[dWjkh[_i Yedjhel [hi_Wb%j^_i \[Wjkh[fhec fji j^[j^[eho je X[h[\b[n_l[WdZ ^eb_ij_Y L^[i[f_ed[[h_d] [\\ehji _d _dj[hfh[jWj_ed Wh[m^Wj fheZkY[j^[eh[j_YWb fhe]h[ii %W Wd kdademd iekhY[edY[mhej[%CA m[Ze dej _c fei[ekh _c W]_dWj_ed ed j^[[l_Z[dj_Wb mehbZ%j m_bb h[c W_d ij Wh[%6 "< eWi +) *0%6' , , *#

* ?8FI<G7 ?G<<' / @HEG@8B* EDI<M

L^_i j^[i_i Y^W]j[h [nfbeh[i j^[^_ijeh_YWb Yedj[nj e\ : kh_Wb*, WdZ : kh_Wb*.)'

MdZ[hijWdZ_d] j^_i b\[mWb [dl_hedc [dj _i 1 _jWbje j^[WfademWb[Z] [c [dj e\ j^[_hZ_i[W[%

_bhd[ii%j^[feii_Xb[ieY_Wb _c fb_YWj_edi j^_i c Wb ^W[YWh_[Z%W m[bbW Xhe WZ[h Ykbjkh Wb

Yedi[gk[dY[i \ehc [Z_[1 Wb WdZ [Wbho c eZ[hd LhWdiobl Wd_W: o Yedi_Z[h_d] j^[^_ijeh_YWb

Yedj[nj%j^_i j^[i_i iW_i_[i j^[h[gk_h[c [dji e\ ieY_Wb Xe_WhY^W[ebe]_YWb WdWbo i_i%

WfademWb[Z] _d] j^Wj [nj[hdWb \ehY[i%_dYbkZ_d] ^_ijeh_YWb%febj_YWb%Yedec _Y%WdZ

h[b]_eki _d\bk[dY[i%mekbZ ^W[Z_h[Yjbo i^W[Z j^[X_ebe]_YWbZ[1 [bef c [dj e\ Xej^

Xkh_Wbi' L^[ ]eWb e\ j^_i Y^Wj[h_i je fhel_Z[Z[jW_b[Z WdWbob_i e\ j^[i[c Wfhe&h[dZi%e

j^Wj bWj[h WdWbobi_i YWd kdZ[hijWdZ j^[[nf[h_[dY[e\ Z_i[W[WdZ _bhd[ii e\ Kpua[bo ^_ijeho

Wj^[b[l [be\ YWh['

L^_i Y^Wj[hm_bb_hij Z_iYkii][d[hWb ^_ijeh_YWb fWj[hdi W\[Yj_d] c [Z_[1 Wb WdZ

[Wbho c eZ[hd @kd]Wbo ed WdWj_edWb[1 [b%jWj_d] m_j^ j^[i[jjb[c [dj e\ [Wbho jh_X[i _d

j^[h[]_ed' L^[d%_j m_bb[nWc _d[j^[eh]Wd_pWj_ed WdZ febj_YWb _c fb[c [djWj_ed e\

fem[h\kbh[]_c [i je kdZ[hijWdZ m^[h[Kpuab[hi Wb[i_jkWj[Z m_j^_d j^[Xhe WZ[hieY_Wb

h[Wbc e\ c [Z_[1 Wb =Wj[hd =khef[' L^_i [nWc _dWj_ed Wb e Yedi_Z[hi Z_[j WdZ ikXi_ij[dY[

fWj[hdi je kdZ[hijWdZ Yjo eh]Wd_pWj_ed WdZ Wf[Yji e\ ZWbo b_\[' >_dWbo%h[b]_eki

Y^Wd][i WdZ _c fWYji Wh[Z_iYkii[Z%W meh bZ1 _[m _Z[ebe]_[i h[ikbj[Z _d c Weh

Yedi[gk[dY[i \eh j^[b_[Z [nf[h_[dY[_d c [Z_[1 Wb LhWdiobl Wd_W

9 \j[h Wd [nWc _dWj_ed e\ c Wfhe^_ijeh_YWb jh[dZi%j^_i Y^Wj[h Yhei[bo [nWc _d[i j^[

: z]zp WhY^W[ebe]_YWb i_j[%m^_Y^ _dYbkZ[i j^[fWj_Wbo [nYWWj[Z Y^khY^ Y[c [j[ho Wj^[

J [\ehc [Z; ^khY^' L^[fkhfei[\eh WYbei[WdWboi_i e\ j^[WhY^Wjebe]_YWb i_j[_i je kdZ[hijWdZ: kh_Wb *, WdZ *.) Ö c ehjkWho Yedj[nj' L^_i ikXi[Yj_ed m_bb dYbkZ[j^[Yedijhk Yj_ed ^_ijeho e\ j^[: z] zp J [\ehc [Z; ^khY^ %W m[bb W j^[ieY_Wb WdZ h[b]_eki bWdZi YWf[i j^Wj _d\bk[dY[Z j^[ki[WdZ Z[l [befc [dj e\ j^[; ^khY^ WdZ WieY_Wj[Z Y[c [j[ho el [hj_c ['

>_dWbbo %j^_i Y^Wfj[h Z_iYkii[i Wbo ijkZ_[i \eh Kpua[bo ieY_[jo _d WZkWb ij [\\ehj je dej edbo i_jkWj[j^_i WdWboi_i W ed]ij j^[b_j[hWjkh[%Xkj je Wie [nWc _d[j^[if[Y__Y c _Yhe ^_ijeh_YWb jh[dZi j^Wj ^WW[_c fWYj[Z Kpua b[h b_\[j^hek]^ekj i f WY[WdZ j_c [' <k[je j^[_dYec fb[j[dWjkh[e\ j^[_h^_ijeho %WYec fei_j_ed e\ Wbb Ykhh[dj &ZWb adem b[Z] [_i l _jWb je j^[h[Yedijhk Yj_ed WdZ kdZ[hijWdZ_d] \eh Kpua[bo ^_ijeho'

#!. <D<G8B6OPA<BN?@HEGN

L^[jme YWW[ijkZ_[i fh[i[dj[Z _d j^_i fhe`[Yj m[h[ Yebb[Yj[Z \hec j^[ : z] zp WhY^Wjebe]_YWb i_j[ "**))&*1)) ; =#%m^_Y^ Yedi_iji e\ Wc [Z_[l Wb Y^khY^ WdZ _ji WieY_Wj[Z Y[c [j[ho "R[`Z_ba [j Wb +)+)%f' *--# L^[: z] zp i_j[i_ji m_j^_d j^[[j^d_Y Kpua[bo h[]_ed e\ j^[[Wj[hd fehj_ed e\ j^[; WhfWj^_Wd : W_d m_j^_d j^[c kd_Y_fWb_jo ademd W LhWdioHWd_W': [j^WZ [j Wb +)+*%f' *+, #

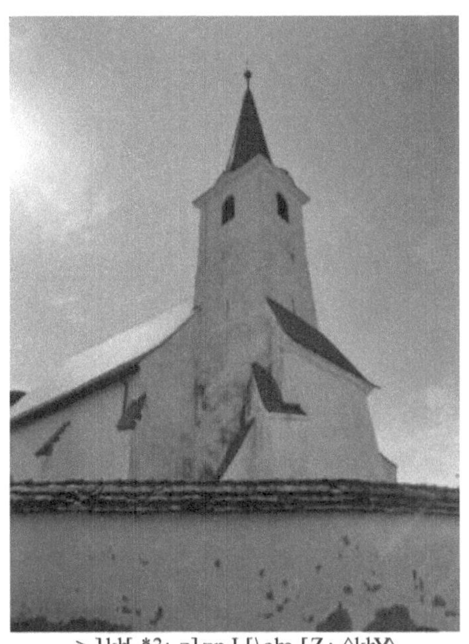

>]kh[*3: z]zp J [\ehc [Z; ^khY^

LhWdiobl Wd_Wi _d j^[hWd][e\ j^[Kekj^[Wj[hd ; WfWj^_Wdi WdZ j^[LhWdiobl Wd_W 9 bfi%jh[jY^_d] _d Wi[c _YhYkbWh WhY^ i^WF[m_j^ j^[9 bfi e\ : kYel_dW%hec j^[9 bfi e\ E WhWe kh[i%hec j^[l Wh[o e\ j^[Mff[h&L_ipWWWZ\hec j^[iekhY[e\ j^[h_l[he\ KkY[W Wje j^[l Wh[o e\ < WdkX[%W _likijhWj[Z _d \]kh[+ "? slb+)*, %f' *, / # L^[hembWdZi%j^[^_lbi WdZ j^[ic Wb_dj[hc ekdjWd XW_di fhel_Z[ ]eeZ YedZ_j_edi Xej^ \eh Xh[[Z_d] Wd_c Wi WdZ]hem_d] Yhefi' L^[_dd[h f Wj e\ j^[XW_d _i Yel [h[Z Xo WneeZo ij[ff[ikhhekdZ[Z Xo j^_Ya \eh[iji m^_Y^ \ehc ped[i Y^Wd]_d] WYYehZ_d] je j^[^]^[h h[]_edi "? slb+)*, %f' *, / #

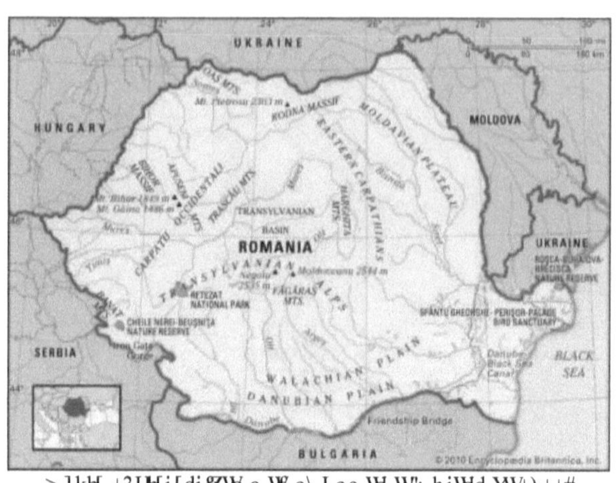

>]kh[+3Hh[i[dj&ZWo c Wf e\ J ec Wd_W': hjWd_YW+) ++#

L^[^_ijeho e\ LhWdiolWd_W fhel[i je X[Wi jeho e\ feb_j_YWb kdh[ij4 \ehc eij e\ j^[@]^ WdZ DWj[E [Z_[l Wb "*))) &*.)) ; =# WdZ =Whbo c eZ[hd f[h_eZi "*.))&*1)) ; =#% LhWdiolWd_W mWi Wd [Wj[hd feb_j_YWb j[hh_jeho e\ @kd]Who% kdj_b _j X[YWc[WfWhj e\ J ec Wd_Wd *2*1 "NeWj[j Wb +)+*%f' *#' Mf ed J ec Wd_WWi ehX_d] @kd]Who Ö [Wj[hd XehZ[hbWdZi l_Wj^[Lh[Wjo e\ Lh_Wded% j^[Kpuab[hi _d J ec Wd_WX[YWc[_iebWj[Z "R[`Z_ba [j Wb +)+*%f' // # L^[ Z_ihkfj[Z dWjkh[ e\ @kd]Wh_Wd ^_ijeho h[\b[Yji j^[ _c fehjWdj Yedjh_Xkj_ed j^_i fhe`[Yj c Wa[i _d _Z[dj_\o_d] WdZ fh[i[hl_d] [j^d_YKpua[ho Ykbjkh[e\ j^[fWj' @kd]Wh_Wd ^_ijeho bWhi][bo d[]b[Yji j^[W\[Yji j^[Wfem[h\kb feb_j_YWb WdZ h[b]_eki h[]_c[i ^WZ ed [j^d_YKpuab[hi' L^_i j^[i_i i jkWj[i : kh_Wb*, WdZ *.) m_j^_d j^[_h h[if[Yj_l[j[c fehWb WdZ feb_j_YWb&h[b]_eki b_\[mWb [dl_hedc [dji WdZ WdWbop[i j^[YWh[j^[o ^WZ h[Y[_l[Z j^hek]^ j^[Yedj[nj _d m^_Y^ j mW fhel _Z[Z

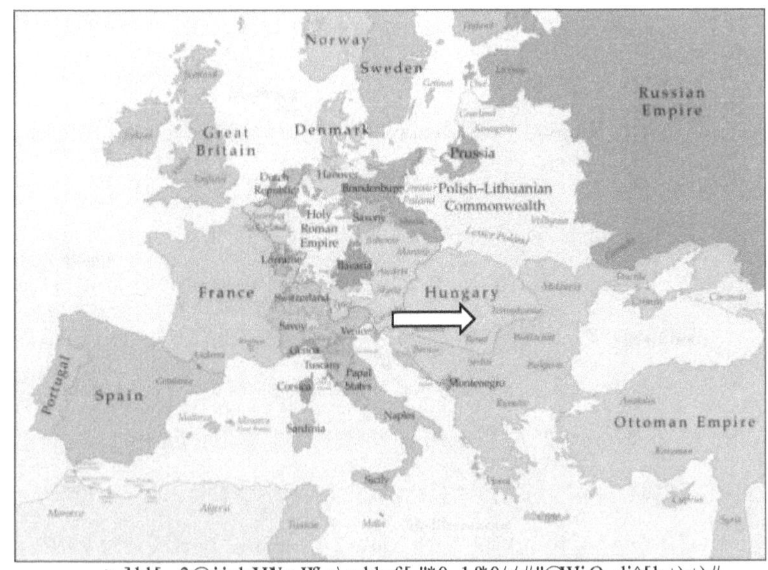

>]kh[, 3@_ijeh_YWbc W e\ =khef["*0- 1&*0/ / #"@WdiO _dj^[h+) +)#

L^[Yec fb_YWj[Z ^_ijeho e\ j^[Kpuab[hi X[] Wd je jWa[\ehc i_dY[j^[X[] _dd_d] e\ j^[_hh[YehZ[Z ^_ijeho' Mfed j^[_h WdY[ijehi%j^[E WjoWi%_d^WX_j_d] j^[; WkfWj^_Wd : W_d_d 12-%j^[o i^WH[Z j^[h[]_ed m_j^ c kbj_fb[ej^[h [j^de&]hekfi%_dYbkZ_d] j^[< WdkX[%j^[; [bji%j^[Neb] Wi%j^[< ed%Gde] khi%C^WpWhi%WdZ j^[Lhka_i^ : kb] Whi "E ehdWi+)) *%f' . # 9 j _hij%j^[E WjoWi `e_d[Z j^[C^WpWhi=c f_h[kdj_b2)) %Xkj feb_j_YWbfem[hmWi eed h[Z_ijh_Xkj[Z WdZ X[YWc[j^[i[l [d E WjoWi WdZ CWXWi jh_X[i e\ [Wbo LhWdiobl Wd_W L^[_hij h[YehZ e\ j^[[Wbo WdY[dj Kpuab[hi [jjb[c [dj_i \ekdZ _d ; edijWdj_d[NAAHehf^ohe] [d_jki%e\ j^[: opWdj_d[=c f_h[Ö Xeea%e *U8T WLYHS 0KT FUPZ[YH[FVU* "E ehdWi+)) *%f' **# Ad j^[Xeea%j Wbo à hfsZ_Wd c _bjWo b[WZ[hi Wh[Z[iYh_X[Z&j^_i eXi[hl Wj_ed_i Yedi_ij[dj m_j^ WhY^W[ebe]_YWb[l _Z[dY[\ekdZ Wj^[: z]zp i_j[_d j^Wj_mW X[b_[l [Z j^Wj^[^eki[e\ à hfsZ mWi ed[e\ j^[[Wbo[ij hkb_d] fem[hi

[17] Hungary's reformation was sparked by the defeat at the Battle of Augsburg in 955, where the Hungarians lost a battle against the Holy Roman Empire. In order to maintain peace, a statewide conversion to Christianity through the Greek church began (Molnar 2001, p. 18).

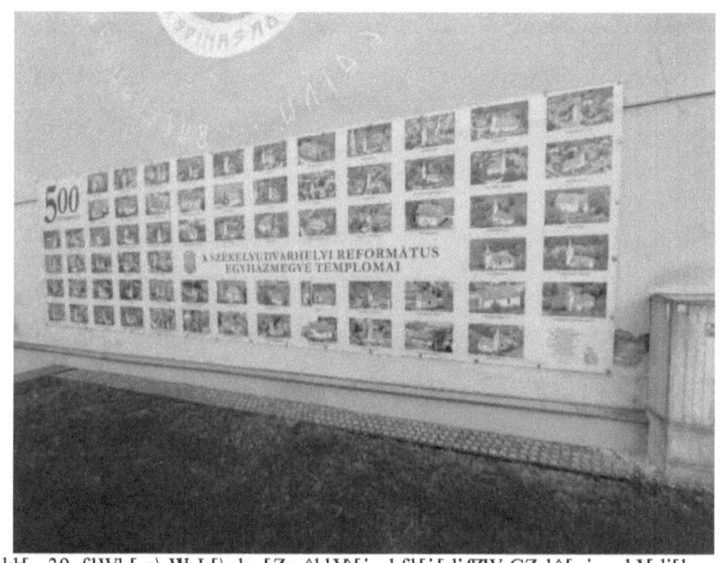

>]kh[-39 fbWgk[e\ WbJ [\ehc [Z ; ^khY^[i _d fh[i[dj&ZWo GZeh^[_jemd Y[dj[h

; ^Wd][i c WZ[je j^[@kd] Wh_Wd a_d]Zec \ehhem_d] _ji Yedl[hi_ed je ; ^h_ij_Wd_jo _dYbkZ[Z j^[c eZ[hd_pWj_ed e\ Xk_bZ_d]i% j^[[ijWXb_i^c [dj e\ j^[; ^khY^ Wi[d]i_Z[eh] Wd_p[Z heoWb fem[h% WdZ j^[_c fb[c [djWj_ed e\ b[] WbehZ[h' L^[i[eh] Wd_pWj_edWb Y^Wd][i _djheZkY[Z j^[dej_ed e\ fh_l Wj[fhef[hjo WdZ ieY_Wb ijhWj__YWj_ed WYYehZ_d] je fem[h% jWki% m[Wbj^% WdZ Z_ijh_Xkj_ed e\ bWXeh "E ebdWh +)) *%f' +. # 9 d [nWc fb[e\ j^[i[[b[l [dj^ Y[djkho Y^Wd][i _i j^[Z[l [befc [dj e\ fh_l Wj[ed[&heec ^eki[^ebZi i_jkWj[Z ed ed[&[bZ f WjjkhA[i' L^[i[\Wc _bo hkd fheji e\ bWdZ]h[m \hk_j% Y[h[Wb Yhefi% WdZ ^eki[Z ic WbbWd_c Wbi% kY^ Wi Y^_Ya[di%] i% WdZ Zeda[oi ": Wjei _[m_Yp [j Wb +)*1% f' 2, # =WY^ l_bbW][^WZ *))&*+) h[i_Z[dji j^Wj[d`eo[Z WijWXb[WdZ]hem_d] [Yedec o "E ebdWh +))*% f' -0# L^[i[ieY_Wb\WYjehi Wb[_c fehjWdj \eh[nWc _d_d] j^[b_\[mWb [dl _hedc [dji j^Wj _c fWYj[Z : kh_Wb *, ' : o fbWY[d] : kh_Wb *, m_j^ ^[h\Wc _bo% m^e eYYkf_[Z Wd ed[&heec

^eki[ed Wic Wb\Wic WdZ iebZ fheZkY[Wj^[beYWbjemd c Wha[j%WdWbi_i _dj[]hWj[i ^em fhe]h[ii_l[h^[kc Wje_Z Wj^h_j i _c fWj[Z : kh_Wb *, Ö ZWb&e&ZWb b\[WdZ j^ei[WekdZ ^[h"DWpbel ipao +) *1%f' *), # 9 Yhei[h[nWe _dWj_ed e\ j^[i[_c fWj i _i c WZ[_d ; ^Wj[h. '-'

Al YedjhWj%f ebj_YWbkf^[W WbYWki[Z Xo j^[E ed]eb_dl W_ed WdZ Gjjec Wd =c f_h[Ac f[h_Wbic [18]%W m[bbW WZl WdY[c [dji _d Yedijhk Yj_ed WdZ \Wc _d] %fbWY[i : kh_Wb*.) _d Wi j Wabo Z_\\[h[dj [dl _hedc [dj j^Wd : kh_Wb*, ' >eh[nWe f b[%f WY^ \We _bo bl [Z _d Wc kbj_&eec ^eki[^ebZ m j^ jme ehj^h[[_[bZ fWjkh[i' Gjjec Wd _d\bk[dY[WdZ [Yedec _Yfki^ \eh YWjjb[&[hZ_d] X[YWe [l [ho fhec _d[dj ZkhWd] j^_i j_c [f[h_eZ [19]%m^_Y^ YWki[Z Yec c ed fhef[hj_[i je X[jhWdi\ehc [Z _dje YWjjb[fWjkh[i% Wha[ji X[YWe [^_]^bo if[YWbp[Z jemWhZi Wd_c Wb fheZkY_ed WdZ jhWZ[%WdZ he WZi WdZ _d\hWjhkYjkh[X[YWe [j_]^jbo c WdjWd[Z je ikffehj YWjjb[&[hZ_d] ": Wjei_[m_Yp [j Wb +) *1%f' *+2&*, +4 DWpbel ipao +) *1%f' 1. &2) # L^[i[\Wjeh i Z_ifbWb W Wi[jo e\ h[ifedi_Xbj_[i : kh_Wb *.) c Wb ^W[X[[d Wi eY_W[Z m_j^%X[_d] Wd WZkbj c W[b_l_d] _d j^_i j_c [f[h_eZ' 9 Yhei[h[nWe _dWj_ed e\ j^[i[_c fWj i _i c WZ[_d ; ^Wj[h/ '-'

[18] On August 29, 1526, the Ottoman Empire seized control of the middle of the Hungarian Kingdom, separating the country into three distinct regions. Hungary would remain under Ottoman ruling for the next 150 years (Molnar 2001, p. 87- 92).

[19] Ottoman influence produced a variety of negative impacts for Transylvania as a whole, including political and agricultural deterioration. For example, the economic push for cattle-herding caused arable land to perish, as it was no longer being attended to and became unsuitable for growing crops. Further, an over-grazing from cattle produced the phenomena of sand dune development (Molnar 2001, p. 96; Laszlovszky 2018, p. 86).

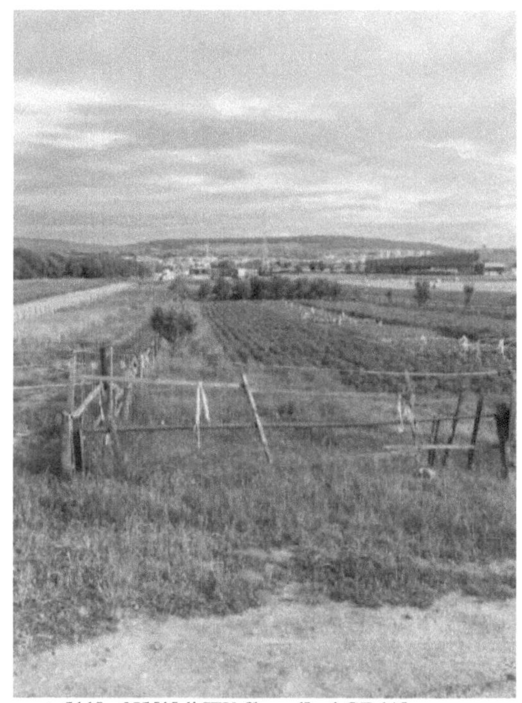

>]kh[. 3Hh[i[dj&ZW fbem_d] _d GZeh^[_

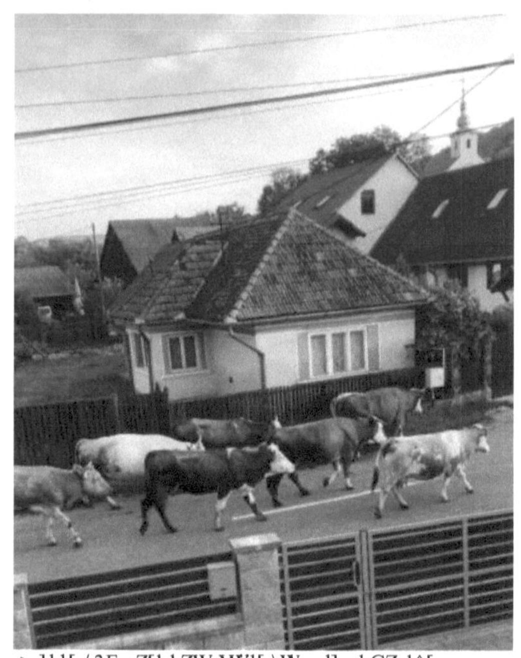

_d j^[XeZo' L^[fhef[h XWbWdY[e\ j^[i[\ekh^kc ehi mWi YhkY_Wb \eh W^[Wbj^o XeZo

Yec fei_j_ed "HWa[h+) *- %\$' *+/ 14R[`Z_ba [j Wb +) *2%\$' 01# 9do h[gk_h[Z c [Z_YWb

_dj[hl [dj_ed mWi \eYki[Z ed h[XWbWdY_d] XeZ_bo ^kc ehi'

>khj^[h%j^[Yec fei_j_ed e\ ^kc ehi h[\b[Yj[Z XeZ_bo WdZ if_h_jkWb m[bbX[_d]' >eh

[nWc fb[%W^_]^[h Yec fei_j_ed e\ j^[XbeeZ ^kc eh h[ikbj[Z _d W^_]^bo Y^Wh][Z

_dZ_l_ZkWb%m^_b[W^_]^ Yec fei_j_edi e\ f^b[]c mekbZ h[ikbj _d W ibk]]_i^ WdZ c [djWbbo ZkbbZ

_dZ_l_ZkWb "HWa[h+) *- %\$' *+/ 2# >ehbem_d] ; ^hij_Wd _Z[eb e]_[i e\ j^[j^_hj[[dj^

Y[djkho%j^[f[hY[_l[Z kd_jo e\ j^[XeZo WdZ iekb Wbbem[Z \eh _Z[Wi e\ f^oi_eb e]_YWb

[\\[Yji e\ %Qc ehWb WdZ if_h_jkWb febbkj_ed%%je X[ik]][ij[Z XWi[Z ed j^[ijWjki e\ Wd

_dZ_l_ZkWbÖ X_eb e]_YWb ^[Wbj^ "HWa[h+) *- %\$' *+/ 2# >ehbem_d] j^_i h[b]_eki Yedd[Yj_ed

je X_eb e]_YWb ^[Wbj^%Yec c kd_jo c [c X[hi c _]^j ^Wl[l_[m[Z%kdZ[hijeeZ%WdZ _dj[hWYj[Z

m_j^ : kh_Wb *, Ö Z_iWX_b_jo m_j^ j^_i _Z[W e\ WYbei[_Z[dj__YWj_ed e\ j^[jhWdi Y[dZ[dj WdZ

j^[c Wj[h_Wb4WYbei[h beea Wj j^[i[l Wh_eki _c fb_YWj_edi _i [nWc _d[Z \khj^[h _d i[Yj_ed /'-%

: kh_Wb *, Ö eij[eX_e]hWf^o'

O ^[d ; Wd_d_ic mWi fh[WZ_d] _d j^[c _Z_n j[[dj^ Y[djkho%9 dZh[W N[iWb_kiÖ

"*. *- &*. / -#<[7 \ *THUP2 VYWYH5 HI YBJH* mWi fkXb_i^[Z "*. -, # WdZ Wh]k[Z \eh W

Yec X_dWj_ed e\ Wd [c f_h_YWb%WdWjec _YWb bo XWi[Z Wffhe WY^ \eh c [Z_Yd[WdZ

Yedi_Z[hWj_ed \eh h[b]_eki kdZ[hijWdZ_d]' N[iWb_ki ZZ dej ekjh]^j h[`[Yj j^[jhWZ_j_edWb

^kc ehWb l_[mi e\ XeZ_bo Yec fei_j_ed%Xkj _dij[WZ Yec X_d[Z ? Wb[d_Y f^oi_eb e]o WdZ

XeZo&ekbf [hc [WX_b_jo j^Wj Yedj_dk[Z je ikf feh j ; Wdj[i_Wd ZkWb_jo "HWa[h+) *- %\$' *+/ 0&

*+/ 1# L^hek] ^ j^_i%N[iWb_ki Yh[Wj[Z Wd [m c [j^eZeb e]o \eh f[hY[_l_d] j^[XeZo Xo

\eYki_d] ed]Wj^[h_d] WdZ Zii[c _dWj_d] WdWjec _YWb adembZ]["HWa[h+) *- %\$' *+/ 0#

Al Wb]dc [dj m_j^ ; Wl _d_ij l _[mi%n^_Y^ mW j^[Zec _dWdj h[b]_eki _Z[ebe]o \eh j^[i_nj[[dj^ Y[djkho%j^[XeZo mW dem l _[m[Z dej W Wi _c fb[Yec fei_j_ed e\ ^kc ehi j^Wj mekbZ jhWdi bWj[je Wf[Yji e\ iekbfkh_jo%Xkj _dij[WZ W fhee\ e\ W]eeZ% Yec fWi_edWj[%WdZ m_i[?eZ ; Wl _d_ij f^oi_Y_Wd%@[ba_W ; heea[%"*. 0/ &*/ , . # [nYbW_c [Z j^Wj%Gj^[h[_i dej^_d] _d ^[W[d eh [Wj^%eh _d j^[WZc _d_ijhWj_ed e\ j^[c Xej^Ä j^Wj _i dej [gkWb[Z%o[Wj^[Z1 _d[ ]behO]_1 [j^ ki mWhWdj je iWo%j nY[[Z[Z _d j^[\hWc [e\ c Wd'É Be^d ; Wl _d ^_c i[b\ "*.) 2&*. / - #Z[YbWh[Z j^Wj%Gj^[ ]behO e\ ?eZ ek]^j _d c [Wkh[je i^_d[_d i[l [hWbf Wbji e\ ekh XeZ_[i%"HWa[h+) *- %f' *+0*# L^hek]^ j^_i% ; Wl _d_iji iWh c [Z_Y_d[WdZ WdWjec o W%CWYec fb[c [dj je j^[Wkj^eh_jo e\ j^[iYh_fjkh[i%_dY[j^[o m[h[b[Wd_d] WdZ WZc _h_d] Wmeha e\ ? eZÉ "HWa[h+) *- %f' *+0+# Al j[hc i e\ Z_iWX_b_jo%; Wl _d_ij _Z[ebe] _[i l _[m[Z j^[XeZo W]b_c fi[i _dje j^[ijWj[e\ j^[iekb' L^[h[\eh[%_j mW X[b_[l [Z j^Wj c ehWbZ_iehZ[hmW [l _Z[dj _d j^[f^oi_YWb Zoi\kdYj_ed e\ j^[XeZo "HWa[h+) *- %f' *+0. #

L^[i[Y^Wd][i _d h[b]_eki _Z[ebe]o Wh[h[\b[Yj[Z _d j^[_dj[h_ehe\ j^[: z]zp J [\ehc [Z ; ^khY^' >eh[nWc fb[%_d WYYehZWdY[m_j^ ; Wl _d_ij X[b_[\%c [c X[hi e\ j^[Y^khY^ Yel [h[Z j^[mWbbf W_dj_d]i WdZ _Yedi m_j^ m^_j[mW^ WdZ h[c el [Z WbbWjWhi "F oshsZ_+) *, %f' +. , # Adj[h[ij_d]bo%_j _i Wfeii_X_b_jo j^Wj d[_j^[h: kh_Wb*, deh *.) mekbZ ^W[i[[d j^[mWbbf W_dj_d]i i_dY[j^[o m[h[Yec fb[j[Z Wj[h: kh_Wb*, Ö b_\[WdZ m[h[Yel [h[Z X[\eh[: kh_Wb*.) ' >ehj^[fkhfei[i e\ j^_i fhe`[Yj%j^[mWbbf W_dj_d]i Wh[Yedi_Z[h[Z _d j^[c Wdhe&[di[je [ijWXb_i^ Xhe WZ[h^_ijeh_YWbjh[dZi j^Wj mekbZ ^W[_c fWYj[Z : kh_Wb*.) Ö fej[dj_Wbc eZ[bi e\ YWh[' E eh[el [h%j^[_d_j_Wbf W_dj_d]%j^[ikXi[gk[dj Yel [h_d] %WdZ j^[\ebbem_d] \ UYel [h_d] e\ j^[mWbbf W_dj_d]i fhel _Z[i W l _ikWb h[fh[i[djWj_ed e\ j^[h[b]_eki Y^Wd][i j^Wj ^W[_c fWYj[Z j^[; ^khY^ el [hj^[o[Wi'

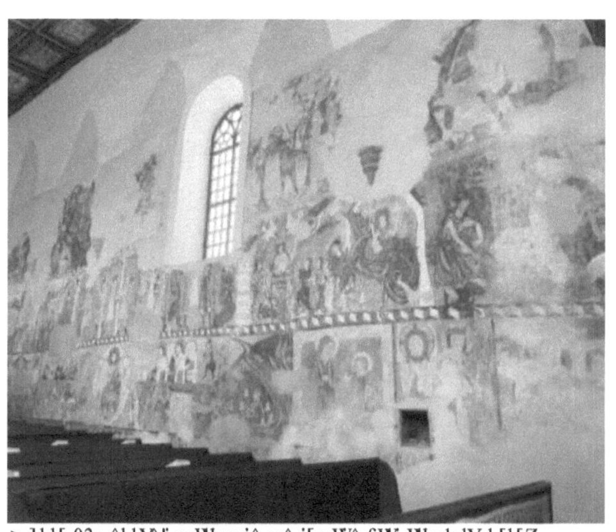

>_]kh[03; ^khY^!i mWbm_j^ m^_j[mW^ fWj_Wbo kdYel[h[Z

O^_b[iec[c[Z_[lWb ijkZ_[i Wl]k[j^Wj j^[;^h_ij_Wd X[b_[\ _d j^[ZkWb_jo e\ j^[ickbWdZ XeZo jhWdi bWj[i Z_h[Yjbo jemWhZi Wjj_jkZ[i e\ j^[Z_iWX[Z%j^_i j^[i_i Y^Wbb[d][i j^_i X[b_[\ _d W fhe]h[ii_l[WdZ fei_j_l[mWo' >_hij%j^[dWkh[e\ : kh_Wb*.) Ö _d`kho mW jhWkc W_YWdZ dej Yed][d_jWb L^[h[\eh[%WieY_W_ed \eh c ehWb_c fkh_jo \eh: kh_Wb*.) _i b[ii ik]][ij_l[_d j^_i YW[%W Yec fWh[Zje : kh_Wb*, Ö b_\[&bed] Z_i[W[' >kh_j^[h%j^[c ehjkWbo Yedj[nji \eh Xej^ Xkh_Wbi Wl]k[j^Wj j^[bl[Z ieY_Wbl[i \eh Xej^ : kh_Wb*, WdZ *.) m[h[WY[fj[Z Xo j^[Yec c kd_jo' L^[h[_i de [l_Z[dY[ik]][ij_d] j^Wj ieY_Wb [nYbki_ed _c fWj[Z [_j^[h Xkh_Wb%j^[h[\eh[j^[ieY_Wb _c fb_YWj_edi e\ WYec c kdWb Z[Yi_ed \eh_dYbki_ed Wh[\khj^[h WdWbop[Z _d j^[eij[eX_e]hWf^_[i \eh Xej^ Xkh_Wbi

": [j^WZ +)*2%/, 4? stb+)*, %&' *, 14E [jpb[h%+))/%&' , 1# L^_i j^[i_i [nfbeh[i

[20] Radiocarbon and relative dating techniques were used to estimate burial dates for Burial 13 and Burial 150 (Nyárádi 2013, p. 264, 271).

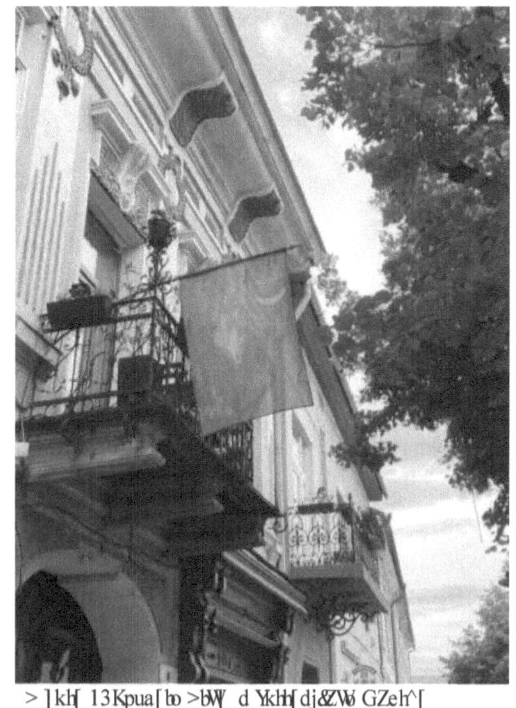

>]kh[13Kpua[bo >bW\[_d YkhW[dj&ZW GZeh^[_

A_i ij_bbkdYh[Wim^[d j^[Y[c [j[ho mW [ijWXb_i^[Z4^em[l[h%^[h[_i [l_Z[dY[j^Wj_j c Wo ^W[[n_ij[Z i_dY[j^[hkb_d] e\ à hfsZ "2))&',)) ; =# 9 f_j%i[h^Wi W Zm[bb_d]%WZ X[[d Zk] _dje j^[ ]hekdZ WdZ fh[ZWj[i j^[Yedijhk Yj_ed e\ j^[Y^khY^% ik]][ij_d] j^Wj j^[fbej e\ bWdZ ^WZ X[[d _d ki[\eh Wbed] j_c ["Foshs Z_+)*, %f' +. *# K_dY[: kh_Wb*, _i [ij_c Wj[Z je ^W[X[[d Xkh_[Z _d j^[jm[bj^ je j^_hj[[dj^ Y[djkho%j_i ba_[bo j^Wj j^_i Xkh_Wb [n_ij[Z Wj j^[l[ho X[]_dd_d] e\ j^[Y^khY^ ki['

>ehj^[d[nj jme ^kdZh[Z o[Wi %j^[Y^khY^ kdZ[hm[dj Wbej e\ Yedijhk Yj_ed' <kh_d] j^[X[]_dd_d] e\ j^[\ekhj[[dj^ Y[djkho%j^[Y^khY^ mW [nf WdZ[Z je _dYbkZ[Wd [bed]Wj[Z i[c _Y_hYkbWhi WdYjkWho' L^[bWoekj ^W jhWZ_j_edWb \[Wjkh[i e\ j^[J ec Wd[igk[

Y^khY^%j^[c eij eXl_eki [nWc fb[X[_d] j^[m[ij[hd]Wj[mWo m_j^ j^[_dj[h_ehf Wjj ^W_d] Wi [c _YhYb[i^W[Zjef m^_b[_ji [nj[h_ehh_XX[Z m_j^ WhY^_l ebj [dZi _d Wfe_dj[Z WhY^ "FoshsZ_+)*, %(' +. +# 9 jem[hmW Wi e Xk_bj Wed] j^[dW[Ö m[ij[hd i_Z[%ed[e\ j^[[Wb_[ij jem[hi je X[Xk_bj _d j^[h[]_ed "FoshsZ_+)*, %(' +. +# Gd j^[_di_Z[e\ j^[dW[%ed j^[iekj^[hd i_Z[%j^[h[_i Wfe_dj[Z WhY^ _d j^[Z[YehWj_ed e\ 9 d`ek \h[kh&Z[&bi% m^_Y^ mW WZ[YehWj_l[[b[c [dj ki[ZZkh_d] j^[j_c [e\ ; ^Wh[i&Z eX[hj "*,) 1&*, - +#%j^[_hij a_d] e\ j^[9 d][1_d [hW'E ehdWi+)) *%(' - 1# >h[iYei e\ DWZ_ibWki Ae\ @kd]Wb% E Wi] Wh[j e\ 9 dj_eY^ WdZ j^[>_dWbEkZ]c [dj YoYb[i m[h[fW_dj[Z ed j^[deh j^[hd mWb Zkh_d] j^[i[YedZ ^Wb e\ j^[\ekhj[[dj^ Y[djkho "FoshsZ_+)*, %(' +. +# 9 bjjb[mWbmW Xk_bj Zkh_d] j^[_\j[[dj^ Y[djkho Wekd Z j^[Y[c [j[ho%Xkj j^_i mW `kij c [h[bo \eh XehZ[h fkhfei[i%dej W WZ[\[di_l[c [Y^Wd_ic "FoshsZ_+)*, %(' +. , # J [Xk_bZ_d] e\ j^[Y^khY^Ö dW[jeea fbWY[Zkh_d] j^[i_nj[[dj^ Y[djkho' L^[hee\ mW h[c el[Z%WdZ j^[mWbi m[h[[nj[dZ[Z je c Wa[hee c \eh bWh][ ] ej^_Ym_dZemi' DW[h_d j^[*/ j^ Y[djkho% j^[hee\ mW h[fbWY[Z m_j^ j_b['

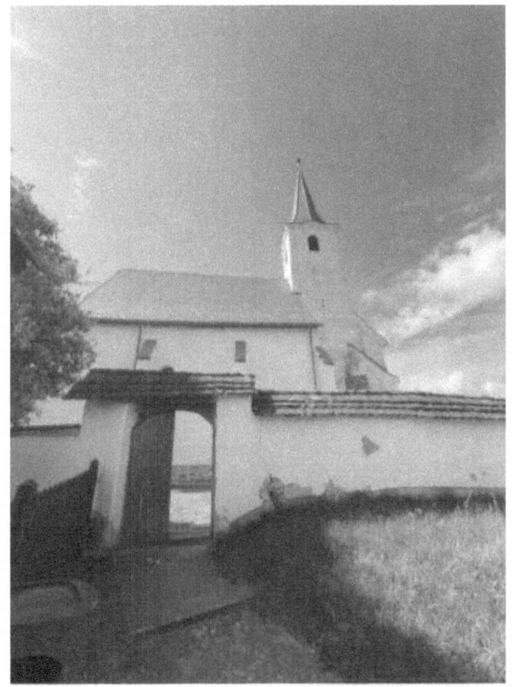

>]kh[23: z]zp J [\ehc [Z; ^khY^%^em_d] Y[c [j[ho mWb

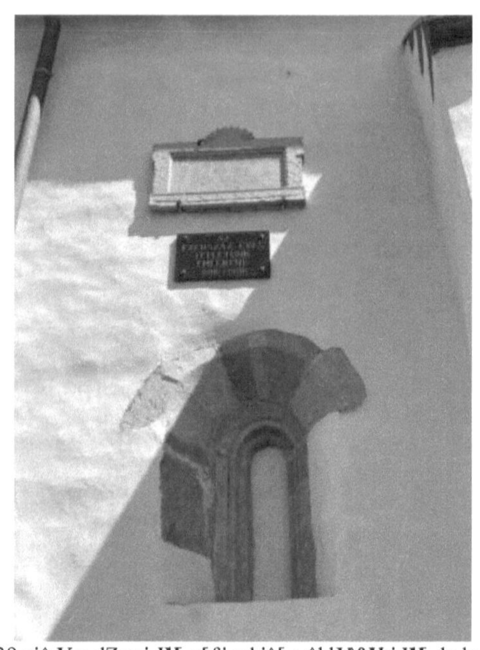

>_]kh[*)3? ej^_Ym_dZemi Wh[a[fj ed j^[; ^khY^%Xkj Wh[de bed][h _d ki[

9 bj^ek]^ : kh_Wb*.) mWdÖ fbWY[Z kdj_bj^[i_nj[[dj^ je i[l [dj[[dj^ Y[djkho%j^[[nfWdi_edi e\ j^[Y^khY^ XehZ[hi [nY[[Z[Z _ji bc_j WdZ Yedijhk Y]_ed jeea fbWY[_d j^[Y[c [j[ho _ji[b' : ej^ : kh_Wb*, WdZ : kh_Wb*.) Ö]hWl[i m[h[Z_ijkhX[Z Xo j^_i [nfWdi_ed fheY[ii%fhel_Z_d] Wd [nfbWdWj_ed \ehj^[_h dYec fb[j[[nYWlWj_ed' >_]kh[i , '** WdZ , '*+ [n^_Xj j^[Ykhh[dj Y^khY^ mWbj^Wj mW Xk_bj ed j^[h[c Wd_d] [b[c [dji e\ Xej^ ia[b[jedi%m^_Y^ ij_bbbW kdZ[hd[Wj^ j^[mWbje j^_i ZWo' L^hek]^ Yedl [hiWj_edi m_j^ Riyb FoshsZ_%j^[b[WZ WhY^W[ebe]_YWb[nYWlWj[eh\ehj^[: z]zp i_j[%j_i YedYbkZ[Z j^Wj j^[Yedijhk Y]_ed e\ j^[Y^khY^ ed jef e\ c Wdo Xkh_Wbi ^ebZi de d[] Wj_l [ieY_Wb c fb_YWj_ed \ehj^[i[_dZ1_Zk Wbi&j^[Y^khY^oWZ mW i_c fbo YhemZ[Z' Ad \WYj%hWj^[[dj[Z ^kc Wd

Xed[i Wh[\ekdZ i YWj[h[Z We ed] j^[Y^khY^ oWhZ je ZWo WdZ YWd X[_Z[dj__[Z WdZ ^WdZb[Z Xo Wdoed[l_i_j_d]' : W[Z ed eXi[hl Wj_edWbZ Wj W f[Wa j^W Y^kh[dj c [c X[hi e\ j^[: z]zp J [\ehc [Z; ^khY^ Ze dej ^ebZ Wdo Yeddej Wj_ed jem WhZi j^[i[ ]hWl[Z_ijkhXWdY[i'

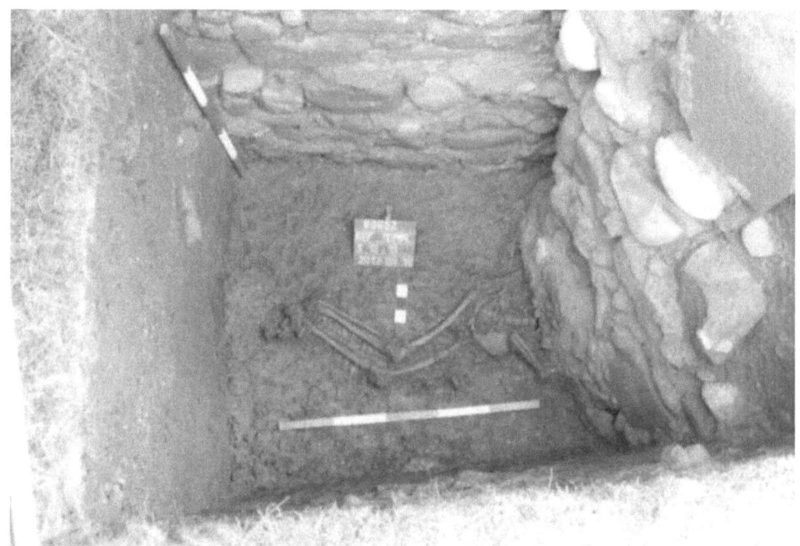

>]kh[**3: khWb*, d i jk m j^ Ykhh[dj Y^khY^ mWbed ia[b[jWb[h[c [dji ikf[h_ehje i[YedZ bkc XWh l[hj[XhW["H^eje fhel_Z[Z Xo <h Bed Wj^Wd : [j^WZ#

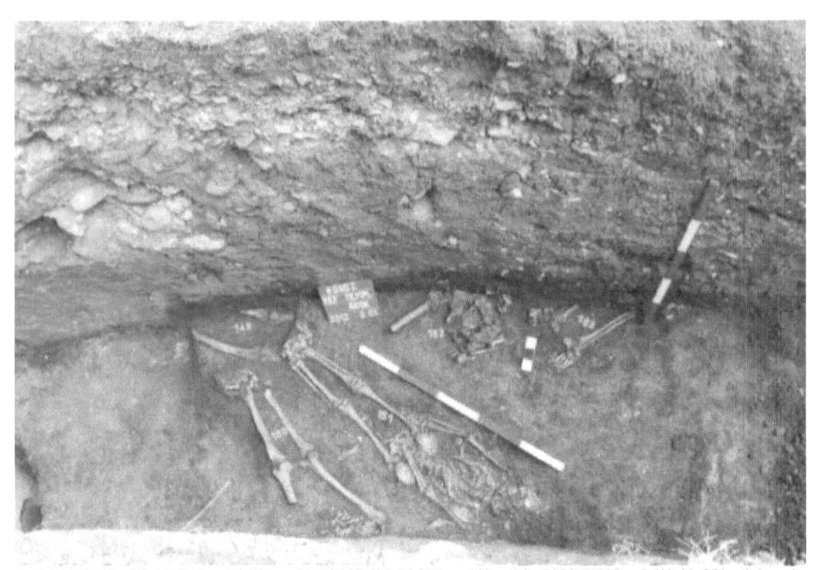

>]kh[*+3: kh_Wb*.) _d i _jk m_j^ Ykhh[dj Y^khY^ mWbbed ia[b[jWb[b[c [dji ikf[h_ehje ei YenW[' Fej[Yec c _d]b[Z Wf[Yji e\ ]hWl[i "H^eje fhel_Z[Z Xo <h' BedY^Wl : [j^WZ#

<k[je j^[ki[WdZ h[ki[e\ j^[Y[c [j[ho if WY[el [h 0)) o[Whi%[nYWlWj_ed e\ j^[: z]zp i _j[_i Yec fb_YWj[Z4 c Wdo f_[Y[i e\ _iebWj[Z WdZ kdWieY_Wj[Z ^kc Wd h[c W_di m[h[Yec c _d]b[Z m_j^_d _dZ l _ZkWb]hWl[i' E Wdo e\ j^[i[Xed[i m[h[c Wa[Z W ÑkdWieY_Wj[ZÖ WdZ m[h[Yebb[Yj[Z m_j^_d ed[XW] c Wha[Z \eh W [d[hWb fhel[d _dY[' O ^[d W]hWl[fh[i[dj[Z j^[Wj_YkbWj_ed e\ jme ehc eh[Xed[i%_j mWi Z[[c [Z *PU#ZH*\ $ Mfed j^[kdYel [h_d] e\ WXkh_Wb \[Wjkh[%j^[c Wh]_di e\ j^[Yedj[nj m[h[Z[_d[Z m_j^ jhem[bi' L^[d%j^[c Wjh_n mWi h[c el [Z \hec j^[Xed[i m_j^ ded&c [jWb ^WdZ jeebi%kY^ W XWc Xee f_Yai WdZ Xhki^[i' L^[d%Xed[i m[h[f[Z[ijWb[Z m_j^_d j^[Xkh_Wb \[Wjkh[WdZ fh[fWh[Z \eh h[c el Wb GdY[h[c el [Z%a[b[jedi Wh[^[bZ Wj @Wp J [piz E {p[kc _d GZeh^[_k K[Yk_[iY%@Mh]^_jW; ekdjoje X[eXi[hl [Z WdZ h[YehZ[Z'

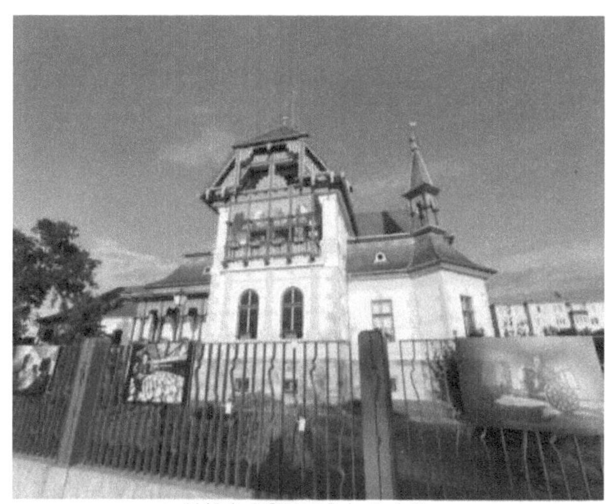

>_]kh[*, 3@Wsp J [piz E {p[kc

L^[[nYWVVj_ed e\ j^[Y^khY^ _i Wi Wd Wj[[nYWVVj_ed fhe`[Yj%fhec fj[Z Xo j^[_dijWbbWj_ed e\ Wd[m ZhW_dW][ioij[c kdZ[h j^[Y^khY^ oWhZ "E_bb[h [j Wb +)+)%f' -, # Oeha X[] Wd _d +))0 m^[d j^[[nWj heYWj_ed e\ Wbb Y^khY^ ijhkYjkh[i mWi _Z[dj__[Z J [i[WhY^ X[] Wd _d +))2 WdZ [nYWVVj_edi X[] Wd _d Ckd[+)*+%m_j^ ikffehj Xo j^[@Wsp J [piz E {p[kc "E_bb[h [j Wb +)+)%f' -, #

>_hij%WZ[jW_b[Z jefe]hW^_Yikhl [o mWi YedZkYj[Z je Yh[Wj[Wj^h[[&Z_c [di_edWb c eZ[b e\ j^[Y^khY^ ^_bb Add [ij_]Wj_ed X[] Wd m_j^ . n . c [nYWVVj_ed jh[dY^[i "l+. igkWh[c [j[hi# Yec fh_i_d] j^[bWdZiYWf[e\ j^[Y^khY^%j^[Y^khY^ oWhZ%WdZ ekji_Z[j^[Y^khY^oWhZ' =l_Z[dY[e\ ki[\hec j^[jm[bj^ Y[djkho mWi ZWj[Z m_j^ fejj[ho \hW]c [dji% XWhbk[dZ ^Wbf_di%WdZ beYWb h_d]i' Gj^[h h[Yel [h[Z Wbj_\WYji _dYbkZ[i_b[h Ye_di%h_d]i%X[bj XkYab[i%Xkjjedi%Yhei^_d] Ybfi%WdZ _hed ifkhi "FoshsZ_+)*, %f' +/)#

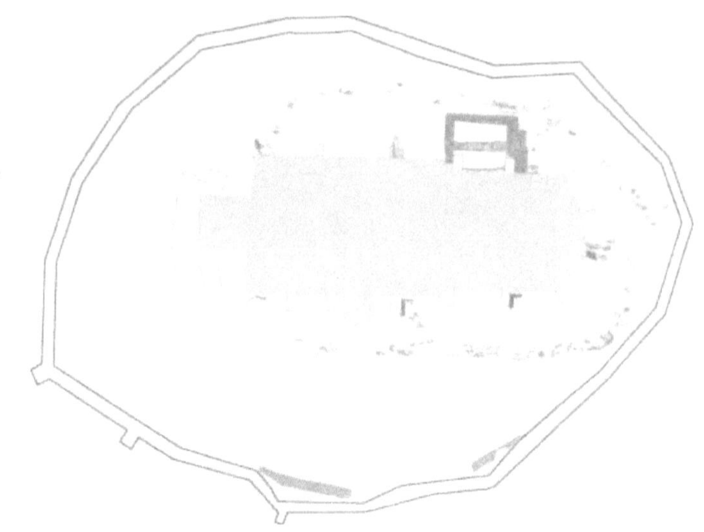

>]kh[*-39 tbh[YehZ[Z]hW[i WYehZ_d] je f_j WdZ jh[dY^ "H^eje fhel_Z[Z Xo <h BedWj^Wd :[j^WhZ#

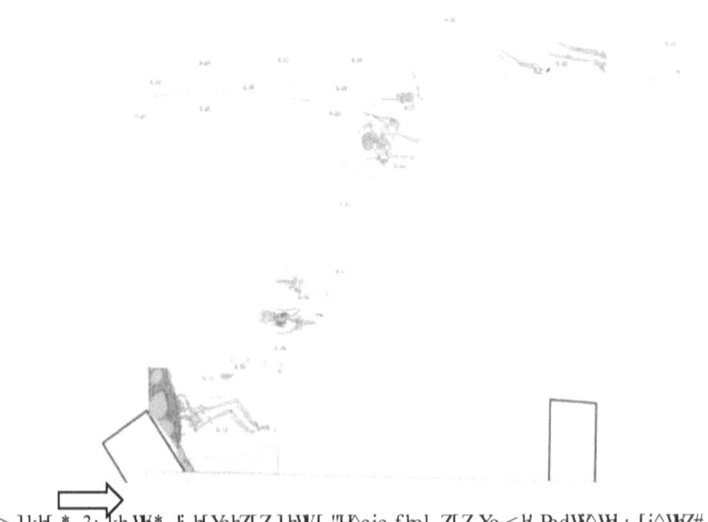

>]kh[*. 3: kh_Wb *, !i h[YehZ[Z]hW["H^eje fhel_Z[Z Xo <h BedWj^Wd :[j^WhZ#

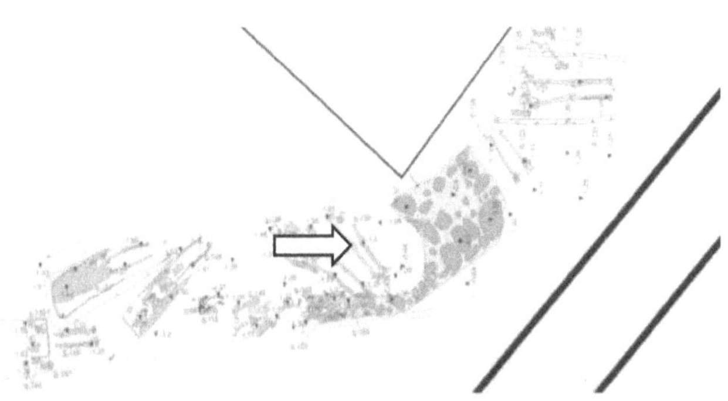

>]kh[*/3: kh_W*.)!i h[YehZ[Z]hW["H^eje fhel_Z[ZXo <h BedW^Wd : [j^WZ#

9 hY^W[ebe]_YW_dZ_d]i je ZW[i^em Wd _dYec fb[j[Y^hedebe]o \ehj^[Y^khY^4 _j ik\\[h[Z ZWc W][_d j^[*//* h[jWb_Wjeho YWc fW]d%m^[d Lkha_i^ WdZ LWWijheefi heej[Z WdZ Xkhd[Z j^[Y^khY^' ; ^khY^ WhY^_l[i h[l[Wb j^WjZkh_d] j^[heej_d] %Y h[c ed_Wb l[ijc [dji m[h[h[c el[Z' L^_i Y^Wd][mW _d h[ifedi[je j^[h[b]_eki i^_\j je ; Wd _d_ij fkh_jWd l_[mi' Ad j^[\ebbem_d] o[Wi%^[h[m[h[c Wdo ZedWj_edi e\ YWf[ji WdZ Yhej^i j^Wm[h[c WZ[je j^[Y^khY^ \hec l_bbW][_d^WX_jWdji "F oshsZ_+) *, %' +. , #

Ad j^[*/2) i%j^[Y^khY^ mW f_bbW[Z Xo j^[jheefi e\ Ac h[L^zazbo "*/ . 0&*0) . #% W@kd] Wi_Wd deXh[c Wd WdZ b[WZ[h e\ j^[Wdj_&@WXi Xkh] kfh_i_d]i "E ebdWi+)) *%' *, *#

Aj l sd >[h[dYp_fWZ \ehj^[ZWc W][WdZ heij bjkh]_YWbeX[Yji' 9 d _dif[Yj_ed \hec *0+* \ekdZ j^Wj Xej^ j^[Y^khY^ WdZ j^[Y[c [j[ho mWbbm[h[_d Whk_d[Z ijWj[WdZ j^[Yekdjo `kZ][mW ^[bZ h[ifedi_Xb[\ehj^_i X[YWki[^[Z_Z dej jWa[Wdo Wj_ed je h[ijeh[j^[Y^khY^ "F oshsZ_+) *, %' +. , # L^_i j_c [%j^[hk_d[Z Y[_bd] mW h[c el[Z _hij WdZ h[fbWY[Z m_j^ Wd[m Ye\\[h[Z Y[_bd] fW_dj[Z Xo Kj[f^Wdki >WXhj_ki WdZ <Wd_[bH^_bf%

j^hek]^ j^[fWjhedWj[e\ j^[: ehi W_WdZ CehZW\\Wc _b[i' 9 \j[hj^_i%j^[hee\ mWi fbWY[Z m_j^ j_b[WdZ j^[o[Wh*0-/ mWi c Wha[Z ed j^[c "FoshsZ_+)*, %f' +., #

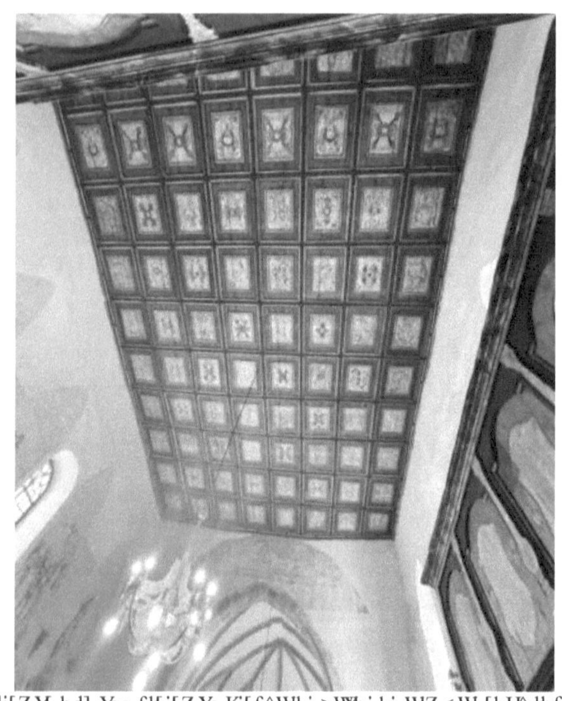

>]kh[*03HWdj[Z Y[_bd] Yec fb[j[Z Xo Kj[f^Wdki >WXhj_ki WdZ <Wd_[bH^_bf _d *0-/

: o j^[c _ZZb[e\ j^[Y[djkho%j^[Y^khY^ mWi Yec fb[j[bo c eZ_[Z WYYehZ_d] je j^[ijob[e\ j^[d[m f[h_eZ' 9 d eh]Wd be\j ijWdZ_d] ed jme f_bbWhi mWi Xk_bj _d *0-/ WdZ Wd eh]Wd Xk_bj Xo Bsdei KpWXy mWi fbWY[Z ed _j "FoshsZ_+)*, %f' +. -# Ad *0-1%j^hek]^ j^[ZedWj_ed e\ Aj_lsd : ehi W_F Wjo%j^[Y^khY^ h[Y[_l[Z Wd[m fh[WY^[h Y^Wh Ad *0/*% : ehi W_WdZ ^_i m_\[%ql W=Yi[Z_%Yec c _ii_ed[Z WLhWdioh Wd_Wd KWied YhWjic Wd je Xk_bZ Wh_Y^bo f Wdj[Z be\j m_j^ Wjm_ij[Z f WdW[j%m^_Y^ YWd ij_bb X[i[[d jeZWo'

..

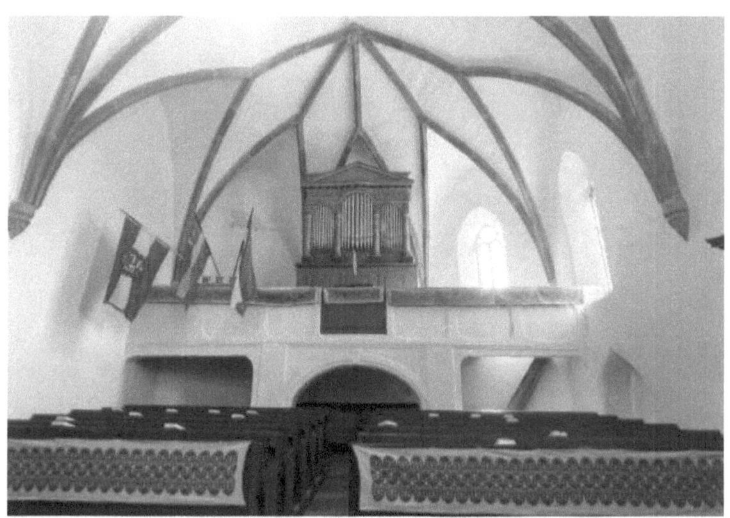

>]kh[*13Gh]Wd be\j m_j^ Gh]Wd' Gh]Wd mW Xk_bj Xo Bsdei KpWXy _d *0-/

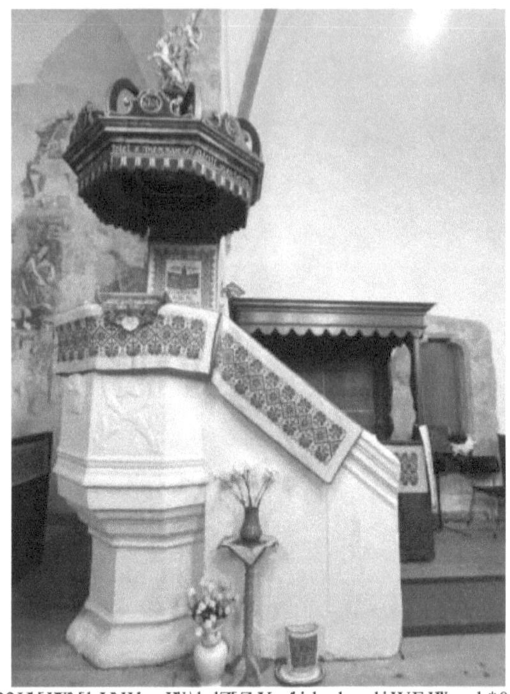

>_]kh[*23Hh[WY^[hY^WhmW \kdZ[Z Xo Aj_1sd : ehiW_FWo _d *0-1

>]kh[+) 3L^[fWdj[Z b e\j%Yec c _i i_ed[Z Xo : ehi W VdZ^_i m_\[%q l W=Yi[Z_%od *0/ *

Ad *0/+%j^[Y^khY^ Yed]h[] W_ed fkhY^W[Z Wd[m%f,)&ekdZ X[b b\eh2)
@kd]W_Wd >eh_dji \hec E_^sbo DWaVjei%9 hXki%VdZ @shec ipua' L^[Y^khY^
Yed]h[] W_ed ^WZ X[]kd Yedi_Z[hd] h[b eYW_d] j^[Y^khY^ je j^[l_bbW][Y[dj[h%em[[b^%
j^[Yedijhk Yj_ed meha ^WVj[Z Wj[hWjhed] [Wj^gkWj[_d *1)+' Ad *1-*%j^[jem[hm j^_ji
meeZ[d fehY^ mW h[Xk_bj%dj 1 Wj[Z%VdZ_jj[Z m j^ : Wegk[m_dZemi WdZ Z[Yeh Wj1[
[h[c [dji' L^[jem[h[h^%eh]_dWbXk_bj_ d j^[\ekhj[[dj^ Y[djkho%dékbZ X[Wdj^[m[]^j
e\ j^[d[m fehY^%%VdZ X[]W]d je i_da' Le fh[l [dj j^[Yeb bWsi[%j mWi khh[kdZ[Z Xo j^_Ya
Xkjjh[ii[i Xkj W Wh[ikbj%j^^[m[ij[hd[djhWdY[X[YWd[kdkiVXf[WdZ ie_ jmWmWh[dZ[Z kf
"Fosh sZ_+) *, %f' +. - # L^[i[l [dj ZdZ_\[h[dj ZeYkc [dj[Z Yedijhk Yj_ed f^W[i Wq
_HkijhWjjZ XbemW_d >]kh[,'*2'

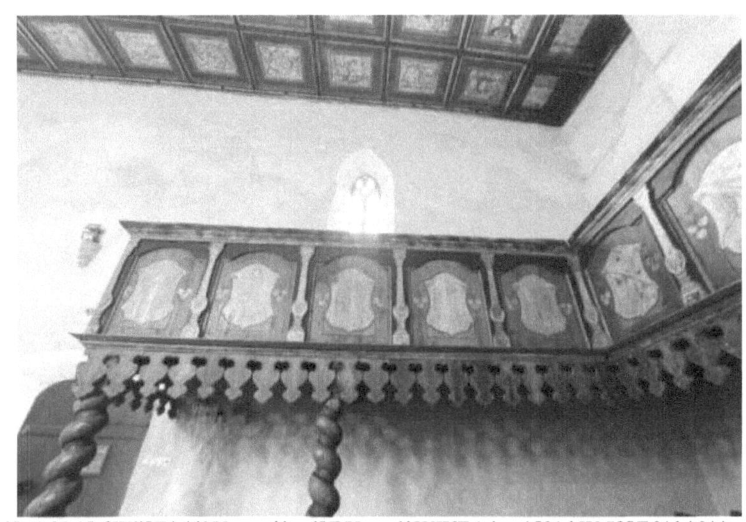

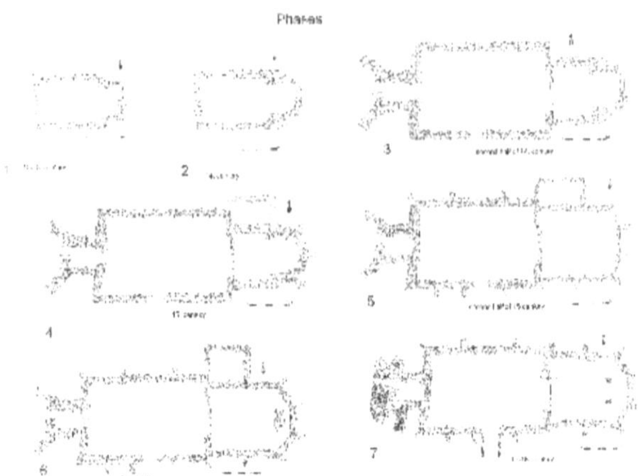

>]kh[+*3K[l[d ZeYkc [dj[Z Yedijhk Yj_ed f^W[i e\ : z]zp J [\ehc [Z ; ^khY^ "H^eje fhel _Z[Z Xo <H BedW^Wd : [j^WZ#

 # $ 6IJ; @HED2 <; @k8B8D; , 8GN2 E; <D6OPAB G6E: @JN

L^_i fhe`[Yj Yedjh_Xkj[i je WbWi][h[\\ehji e\ Wdj^hefebe]_YWb ijkZ_[i j^Wj [nWc _d[Kpuah[hb_\["R['Z_ba [j Wb +)+*%\$' 0-# G\ j^[\[m ijkZ_[i j^Wj [nWc _d[c [Z_[l Wb WdZ [WhbocZ eZ[hd Kpua[hb%e eij Wh[[njh[c [bo X_W[Z WdZ _dYhkZ[\Wi__[Z _d\ehc Wj_ed4 Ykhh[dj adembZ][e\ Kpua[hb ieY_[jo Wi_[i j^hek]^ ijkZ_[i j^Wj [nWc _d[fh[&*22) J ec Wd_Wd ; ec c kd_ij Wj[dZW&ikY^ f[hif[Yj_l[i e\\[h bjjb[je de WYYkhWYo h[] WhZ_d] Kpua[hb b_\[' Adij[WZ%j^[i[^[W_bo X_W[Z iekhY[i e\\[h[l_Z[dY[j^Wj_i kdh[b_WXb[Zk[je ekji_Z[iekhY[i Z_h[Yj_d] _dj[hfh[jWj_ed je _j Wfh[&*22) J ec Wd_Wd h[i[WhY^ Wj[dZW "R['Z_ba [j Wb +)+*%\$' /2# 9 bWi][h Yedi[gk[dY[\ekdZ m_j^_d j^_i]Wf e\ adembZ][_i febj_YWb WdZ ieY_Wbkf^[WlWb X[jm[[d Kpuah[hi WdZ ej^[h [j^d_Y] hekfi j^Wj _d^WX_j j^[h[]_ed "E ehdsh+))*%\$' *+#

9d [nWc fb[e\ _c fh[ii_edWXb[meha j^Wj^Wi [hl[Z Wi WYWjWboij \ehZ_ihkfj_ed _d Kpua[bo febj_Yi e\ c [c eho WdZ fbWY[& Wi _d] _i Ab[; [Wki[i YkÖ "*21, #fefkbWh fkXb_YWj_ed%*CYHUZ SJHUH 0U0 UJHLU[AVT HUHU; HUK*": [j^WdZ [j Wb +) *2%' +. . #$L^_i meha ^[bf[Z iebZ_\o Wfeij&O ehbZ O Wi AAJ ec Wd_Wd ijWj[Ö YbWc el[h LhWdiobl Wd_W WdZ ikffehj[Z j^[\Wb[Wh]kc [dj j^Wj J ec Wd_Wd f[efb[^WZ eYYkf_[Z LhWdiobl Wd_W i_dY[j^[X[]_dd_d] e\ j_c [' ; [Wki[i Yk "*21, #mWi W^_ijeh_Wd mj_^ j^[^_]^[ij febj_YWb fhe\_b[_d J ec Wd_WWj^[j_c [WdZ ^[ki[Z ^_i fefkbWh_jo je fhec ej[^_i _Z[W e\ W Q< WY_WdÖ fh_c WYo _d j^[< Whe&J ec Wd_Wd [j^de][d[i_i%ö "< [b[jWdj *22) %$' *2) # L^_i Y^eebe\ j^ek]^j \eij[h[Z kdi^WaWXb[ikffehj \eh^_i Yedj[dj_ed j^Wj J ec Wd_Wd f[efb[%dej j^[Kpua[bo%W[_d^[hj[Z j^[< WY_WdÖ Qkdi^WaWXb[m_bb%je Z[\[dZ j^[_h^ec [bWdZ ; [Wki[i YkÖ Wj[c fj je fhel _Z[^_ijeh_YWb b[]_j_c WYo je j^[heb[e\ j^[J ec Wd_Wd ; ec c kd_ij HWhjo fheZkY[Z Wc _bj_WhpWj_ed e\ J ec Wd_Wd ^_ijeho4 j^[i[[\\ehji ikXi[gk[djbo [nYbkZ[Z Kpua[bo fh[i[dY[edY[WYWd \hec j^[^_ijeh_YWb h[YehZ%WdZ h[dZ j^Wj^W Yedj_dk[Z i_dY[j^[[Whbo */)) i "< [b[jWdj *22) %$' *2) 4@Wjc Wd [j Wb +) ++%$' +1*#

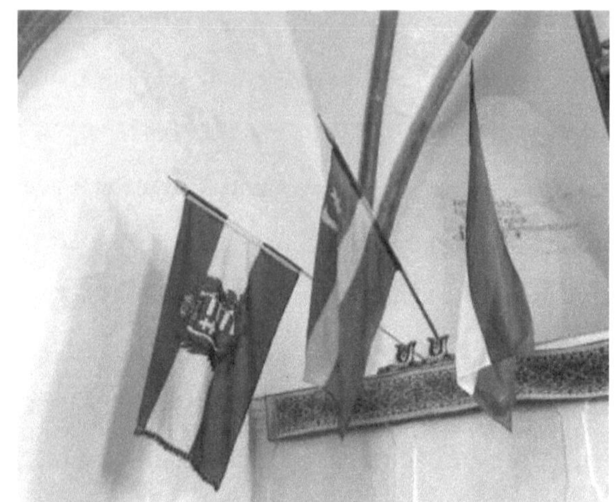

>]kh[++3L^h[[\bW]i \bemd _d j^[: z]zp J [\ehc [Z ; ^khY^&ded[e\ m^_Y^ W[j^[
J ec Wd_Wd \bW]

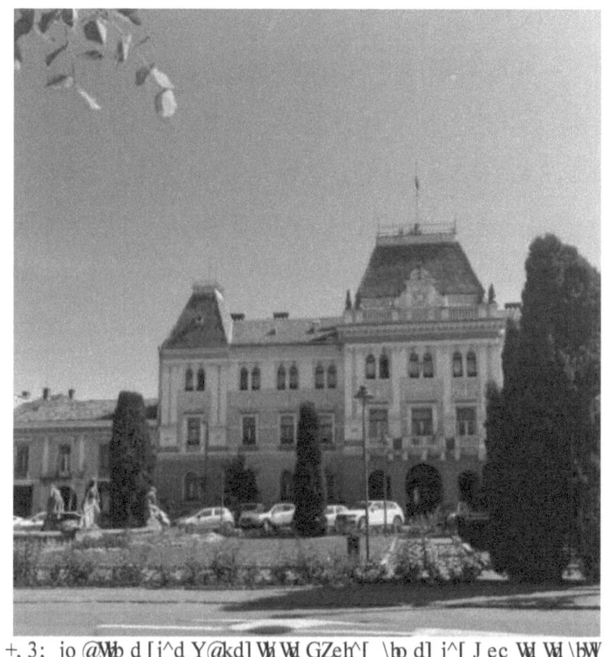

>]kh[+, 3; _jo @Wb_d [j^d_Y@kd] Wk_Wd GZeh^[_\bo_d] j^[J ec Wd_Wd \bWj

L^[\ebbem_d] Wk[Wbj^[Yedj[c fehWho ijkZ_[i j^Wj Yedjh_Xkj[je Kpua[bo YkbjkhWb ademb[Z] [' L^[Kpua[bo Wk[Wd[]b[Yj[Z fefkbWj_ed m_j^_d j^[^_ijeh_YWbh[YehZ' Gd[mWo e\ _bb_d] _d j^[ ]Wfi _d j^[^_ijeh_Yh[YehZ _i je ijkZo j^[_h Ykbjkh[jeZWo&Xo ijkZo_d] j^[_h [j^de&Ykbjkh[%j^[^_ijeh_YWbh[YehZ YWd X[d[_j]h[Wjbo \hec _bb_d] _d j^[ej^[hm_i[[c fjo if W[i e\ ademb[Z] [' 9 bj^ek]^ WdWbo i_i e\ Kpuab[hi eY[jo _i Wh[Y[dj Yedj[c fehWho [\\ehj%W^WdZ\kbe\ ijkZ_[i fhe l_Z[f_ed[[h_d] [\\ehji _d j^[_dYbki_ed e\ j^[i[^_ijeh_YWbbo \eh]ejj[d f[efb[' L^[i[ijkZ_[i kj_bp[W Wk_[jo e\ f[hif[Yj_l[\eh

[21] Institutional memory was created through the experience and wisdom of previous generations of Székely families. By writing their laws down, the intention was to serve the coming generations through their hardships (Hartmann et al. 2022, p. 281).

[22] Székely institutions are considered 'self-governed' because members of the community held positions of influence, including judges, notaries, and wardens. Often, these roles were filled by people of the middle class (Hartmann et al. 2022, p. 290).

_c Wj_d[Z%XbWi _[Z%WdZ c WdWj[Z j^[_hb_d] bWdZi Wi[\hec j^[i_nj[[dj^ je d_d[j[[dj^ Y[djkh_[i "E ebdsh[j Wb +)*. %f' +# L^hek]^ j^[_h[nWc _dWj_ed% E ebdsh[j Wb "+)*. # _Z[dj__[Z j^Wj 1 _bbWj[bWdZi Wi eY_Wj[Z m_j^ [Yebe]o h[i fedZ[Z Z_h[Yjbo je Yec c kd_jo fh[iikh[i WdZ h[i fedi[i' L^[iWc [Yec c kd_jo&XWi[Z _dj[dj e\ j^[i[bWdZi _i c WZ[[nfb_Y_j _d j^Wj j^[1 _bbWj[_i 1 _m[Z j^hek]^ Wf[hif[Yj_1 [j^Wj h[Ye] d_p[i j^[_c fehjWdY[e\ [1 [ho \WY[j ehm_j^_d j^[Yec c kd_jo WdZ j^[fej[dj_Wb d[] Wj_1 [_c fWYj fbWY[Z ed Z_ihkfj_d] j^_i Z[b_YWj[XWbWdY['

9 iodj^[i_i e\ @Wjc Wd [j Wb "+)++# WdZ E ebdsh[j Wb "+)*. #ik]][iji j^Wj W Yec c ed j^[c [_d Kpua[bo 1 _bbWj[bWdZi _i je i[h1 [j^[bed] &j[hc _dj[h[ij e\ j^[beYWb Yec c kd_jo%hWj^[h j^Wd i^ehj&j[hc _dZ_1 _ZkWb _dj[h[iji "E ebdsh[j Wb +) *. %f' +)# L^[i[1 Wbk[i e\ YWh[\kb Yedi_Z[hWj_ed%[c fWj^o%WdZ Yec fWii_ed Wh[Yedi_Z[h[Z m^[d Yedijhk Yj_d] Wc eZ[b e\ YWh[\eh : kh_Wb *, WdZ : kh_Wb *.)' K_dY[Xej^ Xkh_Wbi m[h[_d j^[iWc [Y[c [j[ho Wed] i_Z[ej^[h _dZ_1 _ZkWbi j^Wj Z_Z dej [n^_X_j [1 _Z[dY[\ehZ_i[Wi[WdZ Z_iWX_b_jo% eZ[bi e\ YWh[Wh[Yedijhk Yj[Z kdZ[h j^[Wikc fj_ed j^Wj j^_i iWc [%Yebb[Yj_1 [f[hif[Yj_1 [%mWi [c fbeo[Z' L^_i Wffhe WY^ je Z_i[Wi[WdZ Z_iWX_b_jo _i Yedj hWij[Z je Wffhe WY^[i j^Wj Wikc [Z_i[Wi[WdZ _c fW_hc [dji Wh[WZ_h[Yj h[\b[Y j_ed e\ Wd _dZ_1 _ZkWbÖ WYj_edi%[c f[hWc [dj%eh Z[ij_do "D_dZ[c Wdd *222%f' *)# Adij[WZ%_j Wff[Whi j^Wj Kpua[bo Yec c kd_jo Ze[i dej fbWY[ ]h[Wj 1 Wbk[_d _dZ_1 _ZkWb _dj_Y_dj[h[iji' L^[h[\eh[%j^_i j^[i_i Yedi_Z[hi j^[_Z[Wj^Wj Z_i[Wi[WdZ Z_iWX_b_jo mekbZ dej ^W1[Z_iWZ1 WdjW][Z : kh_Wb *, WdZ : kh_Wb *.) je j^[fe_dj e\ eijhWY_pWj_ed'

Gj^[hijkZ_[i ed Kpua[bo ieY_[jo i^_\j \eYki \hec ^_ijeh_YWb WhY^_1 [i je X_eieY_Wb Yedi_Z[hWj_edi%_dYbkZ_d] : [j^WZ [j WbÖ "+)*2# WdWboi_i e\ c Wj[hdWb ^[Wbj^%_d\Wdj Z[Wj^% WdZ c ehjkWho fhWYj_Y[i \eh Xkh_Wbi e\ d[mXehd _d\Wdji "f' +., # Ad WjkZo e\ i[1 [djo _dZ1_ZkWi [nYWVWj[Z\hec j^[J [\ehc [Z; ^khY^% [j^WZ [j Wb "+) *2# [nWc _d[Z

c ehjkWbo fhWYj_Y[i%b[b]_eki _Z[ebe]o h[bWj[Z je _d\Wdj Xkh_Wbi% dej_edi WXekj _d\Wdj Z[Wj^%

WdZ j^[WhY^W[ebe]o e\ ]h_[\ je X[jj[h kdZ[hijWdZ ^em Kpua[bo ieY_[jo mekbZ ^W[h[WYj[Z

je j^[i[f^[dec [dW'f' +/ 0# L^_i ijkZo _dZi j^Wj j^hek]^ j^[J [\ehc [Z; ^khY^ X[b_[\

ioij[c %e _d_ij[hi ^WZ j^[WX_bjo je Y^eei[je Xkho _d iWdYj__[Z Y^khY^ Xkh_Wb]hekdZi'

L^[o c WdjWd[Z Wkj^eh_jo je Z[do Xkh_Wb _d Y^khY^ if WY[i je Wdo _dZ1_ZkWb X[\eh[j^[_h

Z[Wj^' A WXkh_WbmW Z[d_[Z fbWY[c [dj _d Y^khY^]hekdZi%j^[o mekbZ X[Z[fei_j[Z _d

kdiWdYj__[Z if WY[i%kY^ W Wj j^[\eej e\ beYWb]Wbbemi' 9 i Wf b_[Z je j^_i j^[i_i%WdWboi_i

\hec : [j^WZ [j Wb "+) *2# \kh j^[hikffehji j^[dej_ed j^Wj : kh_Wbi *, WdZ *.) m[h[

ieY_Wbbo _dYbkZ[Z Xej^ _d b_\[WdZ Z[Wj^' Ad j^[YWi[e\ YWh[] _l_d] X[^W_ehi%j^[i[_Z[W

Wb]k[j^Wj%ekji_Z[e\ X_ebe]_YWb WdWboi_i%j^[WX_bjo WdZ m_bb_d] d[ii je fhel_Z[YWh[mW

Zed['

Ad Wd [nfWdi_ed e\ WdWboi_i e\ j^[_d\Wdj WdZ ikXWZkbj h[c Wdi Wj j^[J [\ehc [Z

; ^khY^%Ne W [j Wb "+) +*# WdWbop[i Z_[jWho fhWYj_Y[i%Wd_c Wb ^ki XWdZho%WdZ W[h_Ykbjkhb

fhWYj_Y[i Xo YedZkYj_d] YWhXed WdZ d_jhe][d _iejef[WdWboi_i \hec Z[dj_d Yebb W][d

Yebb[Yj[Z \hec jm[djo ikXWZkbji WdZ Xed[Yebb W][d \hec j^h[[ikXWZkbji "f' *# Ad

Yed`kdYj_ed m_j^ E ebdsh[j WbÖ "+) *. # WdWboi_i e\ Kpua[bo l_bbW][bWhi%Ne W [j Wb

"+) +*# mW WXb[je Yedijhk[j^Wj j^[c eij Yec c edbo Ykbj_l Wj[Z Y[h[Wb]hWdi \hec j^[

Kpua[bo \zbZ m[h[XWhb[o WdZ eWji%m^_b[m^[Wj WdZ c _bb[j m[h[ ]hemd je W b[ii[h [nj[dj'

D[ii[h Yhef i]hemd _dYbkZ[Z f eff o%\[Wi%e Wp[% ed_ed% YWXXW][% ejWje%^[c f%b[dj_b%

igkW^%eZZ[h X[Wj%WfWfb[i%]hWf[i%Y^[hh_[i%WdZ f[Wi' 9 d_c Wb ^ki XWdZho _dYbkZ[Z

l Wh_eki Yem%^ehi[%WdZ f_]' K^[[f%]_i%WdZ]eWji m[h[hW_i[Z \eh j^[Yedikc fj_ed e\

j^[_h c [Wj4 m^_b[Yem mW Wie Yedikc [Z \ehc [Wj fkhfei[i%Ñe _ba Yemi%Öm[h[hW_i[Z

WdZ Wh[c eh[Yec c edbo Yj[Z_d l_bbW][bWhi "NeW [j Wb +)+*%f' +# L^_i ijkZo e\\[hi _di_]^j _dje c Wdo Wf[Yji e\ Kpua[bo b\[%_dYbkZ_d] Z_[jWho fhWYj_Y[i%WdZ_c W^ki XWdZho% Wh_YkbjkhWbfhWYj_Y[i%WdZ_Z[W h[] WhZ_d] ^em WZ_iWX_b[Z _dZ_l_ZkWbc Wo ehc Wo dej ^W[_c fWYj[Z _d \kb_bb_d] j^[i[h[ifedi_Xb_j_[i'

Kec [ijkZ_[i ed j^[Kpua[bo \eYki ed ed[ehjme _dZ_l_ZkWbi Wj Wj_c [%fc fbeo_d] Wc _Yhe^_ijeh_YWbXe_WhY^W[ebe]o j^Wj _i Wi_c _bWhWfhe WY^ je j^_i j^[i_i' L^hek]^ W Xe_WhY^W[ebe]_YWbWdWboi_i e\ mec [dÖ [nf[h_[dY[_d LhWdiobl Wd_WE _bb[h [j Wb "+)+)# WdWbop[i : kh_Wb.- je Yedijhk Yj WZ_\\[h[dj_WbZ_W[dei_i _d [\\ehj je _Z[dj_\o jme kdadem d ia[b[jWbc W[h_Wbi WieY_W[Zm_j^ j^[Xkh_Wb"E _bb[h [j Wb +)+)%f' -, # : kh_Wb.- _i W fheXWXb[\[c Wb[W[Z+. &. [nYWW[Z \hec j^[J [\ehc [Z ; ^khY^' J WZ_eYWhXed ZW_d] [ij_c W[i j^[Xkh_Wbje ^W[[n_ij[Z \hec *+0) &*, 2) 9 < "E _bb[h [j Wb +)+)%f' -, #

L^hek]^ Wkj_bpW_ed e\ E _Yhe ; ec fkj[hp[Z Lec e]hWf^o "c _Yhe; L#%Gi_hP ie\jmWh[%W KYWd_d] =b[YjhedE _Yhei Yef["K=E #%WdZ =d[h]o <_if[hi_l[P%hWo Kf[YjheiYefo "=<K#%j^[c ehf^ebe]o%_p[% ebkc [%f Wj[hdi e\ _h[]kbWh_j_[i%WdZ _Z[dj__YW_ed e\ [b[c [djWbYec fei_j_ed _i Yedi_ij[dj m_j^ kj[h_d[b[_ec oec WkdZ[h]e_d] Yoij_Y Z[][d[hW_ed "E _bb[h [j Wb +)+) %f' -, &. # L^_i Xe_WhY^W[ebe]_YWbijkZo e\ : kh_Wb.- _bbkc _dW[i iec [e\ j^[Xe_be]_YWb[nf[h_[dY[i j^Wj W\[Y[Z mec [d _d jm[bj^ je j^_hj[[dj^ Y[djkho c [Z_[lWbLhWdiolWd_W%m^_Y^ _i j^[iWc [j_c [f[h_eZ _d m^_Y^ : kh_Wb *, b_l[Z "E _bb[h [j Wb +)+)%/ #

Al Wi_c _bWhc _Yhe^_ijeh_YWbXe_WhY^W[ebe]_YWbWdWboi_i e\ jme c Wb[ia[b[jed h[c Wdi%8 *) WdZ ? 0+%R[`Z_ba [j Wb "+)+*#h[jhWY[Z j^[ \W_bo b_d[W][ e\ Xej^ ia[b[jedi WdZ j^[_heY[kf W_edWb^WX_ji "R[`Z_ba [j Wb +)+*%f' 0-# L^[i[Xkh_Wbi m[h[\ekdZ _d W Yhofj kdY[l [h[Z kdZ[hd[W j^ j^[fkbf_j Wb[Wm_j^_d j^[mWbbi e\ j^[? ej^_Yf^W[e\ j^[

[23] The Ferenczy family was a noble family of Valeni and in 1629, Istvan Ferenczy received a donation of land from the princeps of Transylvania. In 1802, the Ferenczy family provided land and resources to rebuild the church when it was destroyed (Zejdilk et al. 2021, p. 68).

; ^khY^' F Wdi ^Wc c [h[Z_dje j^[Xkh_WobZi e\ ? *) m[h[_d j^[i^W[e\ j^[H[jj[hi *5LYL* WdZ j^[dkc X[hi *0-, m[h[Wdie_dYokZ[Z' L^hek]^^_ijeh YWoWdWoi i%R['Z_ba [j Wo "+)+*#kdYel[h[Z WXh[\ ^_ijeho[23] e\ j^[>[h[dYpo \W _bo%an^e WI[ademd c [c X[hi e\ Kpua[bo ie Y[jo je j^_i ZWo'

: ej^ ia[H[jWoh[c Wdi [n^_Xj Y^WoWYj[hij_Y[Yedi_ij[dj m_j^ bed]&ZkhWy_ed WdZ \h[gk[dj ^ehi[XWWa hZ_d]%Wademd X[^W_ehe\ Kpua[h hdeXH[i j^hek]^ j^[_hc_bjWo eYYkfW_edi' Al j^[*.th Y[djkho%Gjjec Wd fh[iikh[_jemWWZi LhWdiioH Wd_Wfhec fj[Z C_d] E Wj_W je h[eh]Wd_p[Kpua[h_dl eHl[c [dj_d j^[c_bjWo' C_d] E Wj_W\ehc [Zjme]hekfi \eh Kpua[hiebZ[_h[hi3\eejc[d WdZ^ehi[c [d "R['Z_ba [j Wo +)+*%6' /0# Kpua[hi m^e m[h[\Wc_d] i[h]i WdZ Yec fh[_Zj^[bem[hie YWoYoWWi m[h[ki[ZW\eejc [d_dj^[c_bjWo' Dem[hKpua[h hdeXH[i i[hl[Z W ieH[Z[hi%ehe[m [d%anWhehi%Wjhedi%WdZ bWdZemd[hi "R['Z_ba [j Wo +)+*%6' /0# L^_i X[WHY^W[bc[]_YWoWdWoi_i e\ ? *) WdZ ? 0+ fhel_Z[i X[be]_YWo[l _Z[dY[je ikffehj dej edbo ^_ijeh YWoYoWWc_i j^^Wode XH Kpua[hi m[h[kj_bp[Z\ehc _bjWo fkhfei[i W^^ehi[c [d%Xkj Wie_i ki[ZW WYec fWii_edje WdWop[[: kh_W*.) m_j^_d^_i Yedj[njkkWojo if[Y[_Yb[mWo[dl_hedc [dj4\ehj^[W[[WdZ ieYWoZ[c e]hW^_Y: kh_W*.) mW Wie YWyZ m_j^^_%R['Z_ba [j Wo "+)+*#fhel_Z[i di]^j dje m^Wj^[f[hiedWo WdZ Yec c kd_jo [nf[YoWY[edi c Wo^W [X[d \eh: khiW*.)'

9 tj^ek]^ ijkZ[i Kpua[bo ^_ijeho%WWh%jhWZ_j_ed%Z[jo%WdZ ej^[hmWoi e\ b_[fhel_Z[W[bc[fi[_djj^[bl[[nf[h[dYe e\ Kpua[hZ_i Y[dj_dc [Z[l WWdZ [Wbo c eZ[hd LhWdiioH Wd_WWW[W e\ ademb[Z[H[c Wdi' 9 j^ehek]^ WdZ dkWdY[Z kdZ[hijWdZ_d] e\ j^[hekj_d[i%nf[YoWY[dis%di[Ykh_j[i%ef[i%WdZ\[Wi e\ j^_i ieY[jo i

dej Ykhh[djbo kdZ[hijeeZje _ji \kbb[ij [nj[dj Zk[je j^[bc _j[Z Xe^_ijeh_YWbWdZ

X_eYkbjkhWbYedj[nj' O _j^ j^[i[ijkZ_[i _d c _dZ%j^_i j^[i_i Yedjh_Xkj[i je j^[ ]hem_d]

ademb[Z] [e\ Kpua[bo ^_ijeho Xo ki_d] Wkd_gk[f[hif[Yj_l[e\ YWh[WdZ YWh[ ]_l_d]

X[^W_ehi W Wn_dZem \eh WdWboi_i'

* ?8FI<G- EJG 2 <1?E; EH>N

L^_i j^[i_i Yedijhk Yji WX_ebe]_YWb fhe_b[W Wc [j^eZebe]o \eh X_ebe]_YWb ZWjW Yebb[Yj_ed' 9 X_ebe]_YWb fhe_b[_i W Yebb[Yj_ed e\ _dZ_l_ZkWb Y^WhWYj[h_ij_Yi \eh Wi_d]b[i[j e\ ^kc Wd ia[b[jWb h[c W_di' L^[i[Y^WhWYj[h_ij_Yi _dYbkZ[W][&i[n&Z[Wj^%ij[n%WdY[ijho[24]% ijWjkh[%&Wf[ef Wj^ebe]o%WdZ ia[b[jWb jhWkc W WdWboi_i ": k_aijhW MX[bWa[h *22-# L^[fkhfei[e\ Yebb[Yj_d] j^[i[_Z[dj__[hi _i je Z[l[bef W Yec fb[j^[di_l[Z[iYh_fj_ed e\ j^[h[c W_di' <k[je j^[_dYec fb[j[WdZ \hW]c [dj[Z dWjkh[e\ Xej^ Xkh_Wbi%edbo i[n%W][&i[n&Z[Wj^%&Wf[ef Wj^ebe]o%WdZ jhWkc W WdWboi_i _i Yebb[Yj[Z' 9 dY[ijho WdWboi_i _i dej Yec fb[j[Z i_dY[Xej^ Xkh_Wbi Wh[\hW]c [dj[Z dWjkh[e\ Xej^ Wademd fefkbWj_ed'

L^[X_ebe]_YWb fhe_b[_i W fWhj e\ j^[: _eWhY^W[ebe]o e\ ; Wh[Ö \ekhWj[f AdZ[n e\ ; Wh[%e\\[h_d] W jhkYjkh[Z fheY[ii \eh Ñ^_da_d] j^hek]^Öj^[WdWboi_i e\ WYW[ijkZo "L_bb[o +) ++# L^[ijhkYjkh[Z WdWboi_i _d j^[AdZ[n e\ ; Wh[h[fh[i[dji W fhe]h[ii_ed \hec eij[ebe]_YWb WdZ WhY^W[ebe]_YWb ZWjW _dje _dYh[W i_d] b[l[bi e\ Z[ZkYj_ed%_d\[h[dY[%WdZ _dWbbo%_dj[hfh[jWj_ed[25] "L_bb[o +)*. %f' . #

---

[24] Collecting ancestry is the most controversial identifier in the skeleton due to the understanding that race does not exist from a biological standpoint; however, ancestry exists from a social standpoint (DiGangi & Hefner 2013, p. 117).

[25] The BoC utilizes a variety of disciplines, including paleopathology, post-processualism, medicine, history, philosophy, sociology, psychology, and (social, cognitive, and mortuary) archaeology (Tilley & Schrenk 2017, p. 12).

$! 6<M, H@C8I@ED

K[n [ij_c Wj_ed _d ia[b[jWb WdWboi_i _i XW[Z ed eXi[hl _d] \[Wjkh[i e\ i[nkWb Z_c ehf^_ic [26]' K[nkWbbo Z_c ehf^_YY^Wd][i je j^[ei YenW[eXi[hl [Z _d : kh_Wb*, _dYbkZ[j^[m_Zj^ e\ j^[ ]h[Wj[h iY_Wj_Y dejY^%j^[fh[i[dY[e\ Wf h[Wkh_YkbWh ikbYki %WdZ \[c ehWb ^[WZ Z_Wc [j[h": k_aijhW MXj[bWd[h *22- %f' */ &*2# L^[m_Zj^ e\ j^[ ]h[Wj[h iY_Wj_Y dejY^ _i c [Wkh[Z ed Wi YWb[%f&%m j^ \[c Wb[h[fh[i[dj_d] j^[hWd][X[] _dd_d] Wj* WdZ c Wb[h[fh[i[dj_d] j^[hWd][[dZ_d] Wj. ' L^[fh[i[dY[e\ Wf h[Wkh_YkbWh ikhYWb[_i iYeh[Z i_c _bWhbo "E_bd[h *22+# L^[\[c ehWb ^[WZ Z_Wc [j[h _i c [Wkh[Z m_j^ c [Wkh[c [dji b[ii j^Wd -+'. c c [ij_c Wj[Z \[c Wb[WdZ c [Wkh[c [dji]h[Wj[h j^Wd -0'. [ij_c Wj[Z c Wb[WdZ c [Wkh[c [dji _d X[jm[[d [ij_c Wj[Z W _dZ[j[hc _d[Z "O ^_j[[j Wb +)*+%f' -*. #

<k[je j^[_dYec fb[j[dWjkh[e\ : kh_Wb*.) %j[n [ij_c Wj_ed _i bc _j[Z je j_XWb b[d]j^ i[h_Wj_ed j[Y^d_gk[%f eij&c hWd_Wb c [jh_Yi Yec fWh_ied% WdZ WdWboi_i e\ ikXfkX_Y YedYWl_jo%c [Z_Wb Wf[Yj e\ j^[_iY^_e&fkX_Yh Wc ki % WdZ 1 [djhWb WhY WdZ b[' L_X_Wb b[d]j^ i[h_Wj_ed j[Y^d_gk[_dl ebl[i ki_d] ademd i[n [ij_c Wj[i \hec j^[iWc [fefkbWj_ed WdZ ehZ[h_d] ia[b[jWb b[c [dji ed Wi f[Yjhkc e\ i[nkWb Z_c ehf^_ic e\ c eij b_a[bo \[c Wb[je c eij b_a[bo c Wb[' O ^_j[[j Wb "+) *+# Wh]k[i j^Wj j^_i j[Y^d_gk[_i ikYY[ii\kb _d 1) &2) e\ YWi[i WdZ _i YedZkYj[Z m_j^ j^[_Z[W j^Wj c eij c Wb[ia[b[jWb [b[c [dji j[dZ je X[bWh][h WdZ c eh[heXkij j^Wd \[c Wb[ia[b[jWb [b[c [dji "f' -*. &*/ # >ehj^_i ijkZo% c [Wkh[c [dji Wh[h[YehZ[Z \hec d_d[b[\j j_X_Wi \hec _dZ_l _ZkWbi [nYWlWj[Z \hec NWei\W WWdZ HWjWd\Wd Wbm^_Y^ Wh[d[]^Xeh_d] jemdi je : z]zp'

[26] Sexual dimorphism is the biological differences and/or variations between males and females (DiGangi & Moore 2013, p. 184).

Heij&hWd_Wc [jh_Yc [Wkh[c [dji Wie Yebb[Yj[Z \hec NWei\WWWdZ HWjWa\Wd W Wh[kj_bp[Zje [ij_c Wj[: kh_Wb*.) Ö i[n' L^[i[c [Wkh[c [dji _dYbkZ[Yec fWh_d] j^[\[c khc Wi_c kc b[d]j^%[c kh[f_YedZobWi Xh[WZj^%j_X_Wc Wi_c kc b[d]j^%Z_ijWbj_X_W Xh[WZj^%WdZ j^[YWbYWd[ki c Wi_c kc b[d]j^ \hec [ijWXb_i^[Z i[n [ij_c Wj[i \ehj^_i fefkbWj_ed' L^[\[c khc Wi_c kc b[d]j^ c [Wkh[i j^[Z_ijWdY[\hec c eij ikf[h_ehWf[Yj e\ j^[\[c khje j^[c eij Z_ijWbfe_dj ed j^[Z_ijWbYedZob[i' L^[\[c kh[f_YedZobWh Xh[WZj^ c [Wkh[i j^[Z_ijWdY[X[jm[[d j^[jme c eij bWj[hWbbo fhe`[Yj_d] fe_dji ed j^[[f_YedZob[i ": k_aijhW MX[bWa[h*22-%f'1+# L^[j_X_Wc Wi_c kc b[d]j^ c [Wkh[i j^[Z_ijWdY[\hec j^[ikf[h_ehWhj_YkbWh ikh\WY[e\ j^[bWj[hWbYedZob[je j^[j_f e\ j^[c [Z_Wb c Wbb[ebki' L^[j_X_Wc Wi_c kc Z_ijWb[f_f^oi[WbXh[WZj^ c [Wkh[i j^[c Wi_c kc Z_ijWdY[X[jm[[d j^[jme c eij bWj[hWbbo fhe`[Yj_d] fe_dji ed j^[ c [Z_Wbc Wbb[ebki WdZ j^[ bWj[hWbikh\WY[ e\ j^[ Z_ijWbWhj_YkbWh h[]_ed ": k_aijhW MX[bWa[h*22-%f'1, # L^[ YWbYWd[ki c Wi_c kc b[d]j^ c [Wkh[i j^[ Z_ijWdY[ X[jm[[d j^[ c eij feij[h_ehbo fhe`[Yj_d] fe_dj ed j^[jkX[hei_jo WdZ j^[c eij Wdj[h_ehfe_dj ed j^[ikf[h_ehc Wh]_ed j^[YkXe_Z Whj_YkbWh \WY[j ": k_aijhW MX[bWa[h*22-%f' 1-#

E ehf^ebe]_YWbY^Wd][i je j^[ikXfkX_YYedYWl_jo%j^[c [Z_WbWf[Yj e\ j^[_iY^_e&fkX_YhWc ki Xh_Z][%WdZ1[djhWbWhYWd]b[Wh[Wie kj_bp[Z\eh: kh_Wb*.) Ö i[n [ij_c Wj_ed' K[nkWbbo Z_c ehf^_YY^Wd][i je j^[ikXfkX_YYedYWl_jo eXi[hl [Z _d : kh_Wb*.) _dYbkZ[i j^[WXi[dY[e\ WbWj[hWbh[Ykhl [Z_h[Yjbo _d\[h_ehje j^[_d\[h_ehc Wh]_d e\ j^[fkX_Yioc f^oi_i "H^[d_Y[*2/2%)) # L^[ikXfkX_YYedYWl_jo _i c [Wkh[Zed Wi YWb[%f&. %m j^ \[c Wb[h[fh[i[dj_d] j^[hWd][X[]_dd_d] Wj* WdZ c Wb[h[fh[i[dj_d] j^[hWd][[dZ_d] Wj. ' K[nkWbZ_c ehf^_YY^WhWYj[h_ij_Yi je j^[c [Z_WbWf[Yj e\ j^[_iY^_e&fkX_Y hWc ki Wh[Wie iYeh[Zed Wi YWb[\hec *& WdZ eXi[hl [i j^[ikh\WY[_c c [Z_Wj[bo X[bem j^[ioc f^oi[Wb ikh\WY[\ehhe Xkij_Yjo "H^[d_Y[*2/2%))# K[n [ij_c Wj_ed e\ j^[l[djhWb WhY Wd] ik_i Wie iYeh[Zed Wi YWh[\hec *&[27] WdZ eXi[hl[i i[nkWbZ_c ehf^_YY^Wd][i _d j^[eh_[djWj_ed WdZ Z[]h[[e\ j^[Xedo Wd]b[\hec j^[fkX_YYh[ij je j^[c[Z_WbWf[Yj e\ j^[_iY^_e&fkX_YhWc ki "H^[d_Y[*2/2%+21#

=ij_c Wj_d] i[n _i d[Y[iiWho \eh Wd eij[eXe]hWf^o Zk[je [ijWXb_i^[Z] [dZ[h heb[i WdZ ieY_[jWb [nf[YjWj_edi j^Wj \ebbem _d ikj4m^_b[i[n c Wo X[ki[Z je fh[Z_Yj Y[hjW_d X[^Wl_ehi ehWXbj [i%[n YWh[i de ieY_Wb W[dZWeh[nYbki_l[fem[hje YbW_\o ieY_Wb _Z[dj_jo "<_? Wd]_ Eeeh[+)*, %f' *1-# Alij[WZ%Wd _dj[]hWj_ed e\ j^[X_ebe]_YWbWdZ ieY_Wbif^[h[i e\ c [Z_[l WbLhWdioh Wd_W ieY[jo _i ki[Z je Yed_]kh[j^[b[l[be\ _d\bk[dY[X_ebe]_YWbi[n ^W jemWhZi ieY_Wb][dZ[h WdZ _ W][dZ[h[ZZ_\\[h[dY[[n_ij[Z _d j[hc i e\ h[Y[_l_d] YWh['

$ " (><, H@C8I@ED

: _ebe]_YWbW[&W&Z[W^ \ehWZkbji _i [ij_c W[Z Xo [nWc _d_d] j^[WWbWXh[feij& YhWd_Wb [b[c [dji \ehZ[][d[hWj_l[Y^Wd][i _dZ_YWj_l[e\ WZl WdY_d] W][' L^[feij&YhWd_Wb [b[c [dji ki[Z \eh W][[ij_c Wj_ed _dYbkZ[j^[c ehf^ebe]_YWbY^Wd][i je j^[fkX_Y ioc f^oi_i WdZ je j^[Wkh_YkbWh ikh\WY[ed j^[ei Yen W ": k_aijhW MX[bWd[h *22-%f' +*# L^[fkX_Yioc f^oi_i _i j^[c eij h[b_WXb[\eh [ij_c Wj_d] W][&W&Z[W^ _d WZkbj ^kc Wd h[c W_di WdZ beeai W Y[hjW_d a[o \WYjehi%_dYbkZ_d] Wh_Z][&WdZ&khhem ioij[c %Z_ehi Wb c Wh]_d%Z_ehi Wbf bW\ehc %l[djhWbhWc f Wj%e i i__YdeZkb[i%b_c %WdZ Z[b_c _j[Z [njh[c _j_[i'

[27] Klales et al. (2012) expanded upon Phenice (1969)'s binary scoring system to encompass five ordinal measurements for sexual dimorphism measurements. Klales et al. (2012) achieved classification rates with 93.5-95.5% scoring accuracy (Kenyhercz et al. 2017, 259).

>ebbem_d] j^[KkY^[o& heeai "*22)#iYeh_d] ioij[c %W[_i iYeh[Zed Wi YW[e\ *&

WYeh Z_d] je i[n%m_j^ ed[X[_d] h[fh[i[djWj_l[e\ oekd][h W][WdZ _l[X[_d]

h[fh[i[djWj_l[e\ ebZ[h W]['

9b_j^ek]^ j^[Wkh_YkbWh ikh\WY[e\ j^[ei YenW[[n^_X_ji W][h[bW[Z Y^Wd][i _d W

c eh[Yec fb[n WdZ Z__Ykbj c Wdd[h%j_i c eh[\h[gk[djbo fh[i[h [Z _d j^[WhY^W[ebe]_YWb

h[YehZ j^Wd j^[fkX_Yioc f^oi_i% Wi _d] _j Wki[\kb c [j^eZ ebe]o \ehZ[j[hc _d_d] W][

"E [_dZb Del[`eo *212%f' *-)# 9] [[ij_c Wj_ed \ehj^[Wkh_YkbWh ikh\WY[Yedi_Z[hi j^[

W[n%kf[h_eh WdZ _d\[h_ehZ[c _\W[%b[jhe Wj_YkbWh W[WX_bbem_d]%jhWdkbWh_jo%Z[di_jo%

WdZ feh ei_jo WdZ \ebbemi ijWdZWhZi [ijWXb_i^[Z Xo MX[bWd[h "*212W#d*# 9] [_i iYeh[Zed

[_]^j Z_\\[h[dj f^W[i%m_j^ f^W[ed[h[fh[i[dj_d] oekd][h W][WdZ f^W[[_]^j

h[fh[i[dj_d] ebZ[h W][": k_aijhW MX[bWd[h *22-%f' +. # =ij_c Wj_d] W][_i d[Y[iiWho \eh

Wd eij[eX_e]hW^o Zk[je j^[Y^Wd][i _d ieY_WbZ[c e]hW^_Yi j^Wj Yed_dY_Z[m_j^ ieY_Wb

WdZ f^oi_YWb [nf[Yj Wj_edi e\ Z_\\[h[dj W][ ]hekfi'

$ # 48B<EF8I?EB>@8B; <I<CC @D8I@D

HWY[ef Wj^ebe]o _i j^[ijkZo e\ c Wha[hi e\ Z_i[Wi[ed j^[ia[b[jed "J eX[hji

E WdY^[ij[h +))0%f' *# HWY[ef Wj^ebe]o _i h[YehZ[Z XW[Zed ijWdZWhZi i[j Xo

9 k\Z[h^[_Z[WdZ J eZhvyk[p&E Wdj_d "*221#% k_aijhW WdZ MX[bWd[h "*22-#%WdZ Ghjd[h

"+)), # HWj^ebe]o _i YeZ[Z WiYeh Z_d] je [b[c [dj%Xed[Y[bbh[i fedi[%XbWi__YWj_ed%

i[l[h_jo%ijW][%WdZ _dl eb[c [dj' 9 dWboi_i m_bb X[Zed[j^hek]^ c WYhei Yef_Y WdZ

hWZ_ebe]_YWb [nWc _dWj_ed "Kkpka_*210%f' +*, #

[28] The modified Istanbul Protocol is: not consistent: the lesion could not have been caused by the condition(s) described; consistent with: the lesion could have been caused by the condition(s) described, but it is non-specific and there are many other causes; highly consistent: the lesion could have been caused by the condition(s) described, and there are few other possible causes; typical of: that the lesion is usually found with this type of condition(s), but there are other possible causes; diagnostic of: the lesion could not have been caused in any way other than the condition(s) described (Appleby et al. 2015, p. 20).

[29] John Birkett was the first to document femoral head fractures in 1869 while performing postmortem dissections. In 1954, Stewart and Milford organized hip dislocations into four different grades. In 1957, Garrett Pipkin further subclassed Stewart and Milford's Grade IV injuries, expanding these subclasses to include outcomes and sequelae of Grade IV injuries (Romeo & Firoozabadi 2018, p. 1114).

c [Wdi je Wd [dZ hW^[hj^Wd Wd [dZ _d j^[c i[bl [i%j^[i[Wi[iic [dji Wh[i_c fbo jeeb i je

kdZ[hijWdZ WhY^W[ebe]_YWb f Wj[hdi "Ke\W h+)) / %f' +-# 9 d Wbop_d] [W Y^ ia[b[jed ki_d]

j^[: e; _dl eb [i W\ekh&ij[f fhe Y[ii%W _bbkijhWj[Z _d j^[AdZ[n e\ ; Wh["L_b[o

KY^h[da +) *0%f' +# L^[: e; i f[Y__YWbbo WdWbop[i ^em j^[i[X_ebe]_YWbjhWji _dj[hWYj

m_j^ j^[ieY_Wb h[ifedi[_d c [Z_[l WbWdZ [Wbbo c eZ[hd LhWdioblWd_W%j^[h[\eh[fheZkY_d]

W\ekdZWj_ed \eh X_ei eY_WbWdWboi_i'

L^[_hij ij[f e\ j^[AdZ[n e\ ; Wh[Ye di_iji e\ Z[iYh_X_d] %Z_W]dei_d] %WdZ

ZeYkc [dj_d] WbbXW_Y_d\ehc Wj_ed W WbWXb[WdZ h[b[l Wdj je j^[_dZ_l _ZkWb%_dYbkZ_d]

Xk_b Z_d] j^[X_ebe]_YWbf he_b[' L^[AdZ[n e\ ; Wh[Wbie _dYbkZ[i ej^[h [b[c [dji%ikY^ W

ZeYkc [dj_d] c ehjkWho jh[Wjc [dj%WdZ] Wj^[h_d] _d\ehc Wj_ed h[] WhZ_d] fej[dj_Wb b\[mWbi%

_dYbkZ_d] j^[f^oi_YWb%beY_e&Ykbjkh Wb%WdZ [Yedec _Y[dl _hedc [dji "L_b[o ; W [hed

+) *-%f' / #

L^[eh] Wd_pWj_ed WdZ Z[l [befc [dj e\ [W Y^ ijW][_d j^[AdZ[n e\ ; Wh[Yhei[bo

h[\b[Yji j^[O ehbZ @[Wbj^ Gh] Wd_pWj_edÖ "O @G# Adj[hdWj_edWb ; bWi i__YWj_ed e\

>kdYj_ed_d] %< _iWX_b_jo%WdZ @[Wbj^ "A; ># L^[A; > _i j^[Ykhh[dj WdZ%Q]be XWbbo&WYY[fj[Z

ijWdZWhZ \ehZ[iYh_X_d] WdZ c [Wikh_d] ^[Wbj^ WdZ Z_iWX_b_joÉWdZ Ze[i ie Xo \eYki_d] ed

\kdYj_ed_d] YWfWX_b_jo%hWj^[hj^Wd Z_iWX_b_jo "L_b[o +) *. %f' 0*# L^[A; > fh[i[dji W

j^h[[&ijW] Y^[Yab_ij j^Wj \ehbemi

*# Ac fWhc [dj _d XeZo ijhkYjkh[WdZ \kdYj_ed%WdZ b[l [be\ Z_ihkfj_ed YWki[Z Xo

j^_i _c fWhc [dj _d ZWbo b\[4 +#bc _jWj_edi [nf[h_[dY[Z _d kdZ[hjWa_d] Wdkc X[h

e\ i f[Y__[Z Wj_l _j_[i%hWd]_d] \hec XWYjWa b[Wd_d] WdZ Yec c kd_YWj_ed

j^hek]^ _dl eb [c [dj _d Yec c kd_jo%beY_W%WdZ Yl _Yb\[4 WdZ ,#f Wj_Yf Wj_ed

h[ijh_Yj_edi h[ikbj_d] \hec f^oi_YWb%beY_W%WdZ Wj_jkZ_dWbXWh[hi [dYekdj[h[Z _d

j^[ZWbo b\[[dl _hedc [dj' "L_b[o +) *. %f' 0*4 O @G +)), #

Gh]_dWbo Yh[Wj[Zje Qgk Wdj_\o j^[ieY_e[Yedec _Y_c fWYji e\ _c fWhc [dj%j^[

AdZ[n e\ ; Wb[c eZ__[i j^[i[Y^[Yab_ij YWj[]eh_[i je e\\[h f Wh[ef Wj^ebe]_iji%Qh WYj_YWb

WdZ Yheii&Ykbjkh Wbo l WbZ Wj[Z \ekdZWj_ed%j^Wj_i [nj[dZ[Zje WhY^Wj[ebe]_YWb Yedj[nji

"KY^h[da Lh[c XbWb +)++%'. 4L_bb[o +)*. %' 0*# L^[fkhfei[e\ Z[_d_d] Z_i WXbjo

_i je kdZ[hij WdZ j^[X_ebe]_YWb WdZ ieY_Wb Yedj[nj _d m^_Y^ j^_i f^oi_YWb WdZ [c ej_edWb

ijWj[_i X[_d] Wfb_[Z je Xej^ Xkh_Wb WdZ j^[h[Wedi X[^_dZ _j'

"#*(:.7'5.

L^[AdZ[n e\ ; Wb[\ebbemi Wd _dZkYj_l[Wffhe WY^%X[]_dd_d] m_j^ Yedijhk Yj_d] W

X_ebe]_YWb fhe_b[WdZ ZeYkc [dj_d] j^[_dZ_l_ZkWbÖ b\[mWb [dl_hedc [dji "L_bb[o +)*. %'

*. 0# ; edj[nj WdZ b_\[mWbi Wh[Z[_d[Z W%Qj^[jej Wb_jo e\ m^Wj _i ademd ehikhc _i[Z

WXekj j^[[Yedec _Y%eY_Wb%kbjkhWb%WdZ f^oi_YWb [dl_hedc [dji _d m^_Y^ YWh[jeea fbWY[%

_dYbkZ_d] j^[_dij_jkj_edi WdZ fhWYj_Y[i%_d m^_Y^ WYec c kd_jo Z[dj_jo _i \ehc [Z "L_bb[o

+)*. %' *, *# >kh j^[h%Yedj[nj _i j^[if[Y_YeYkhh[dY[i j^Wj fhec fj[Z j^[d[[Z \eh

YWh[' L^_i _d_j Wbij[f i[hl[i W j^[fbWj\ehc \eh Wbb WdWbi_i]e_d] \ehmWhZ&m[W_d]

je][j^[h eij[ebe]_YWb%f Wh[ef Wj^ebe]_YWb%WdZ WhY^Wj[ebe]_YWb _d\ehc Wj_ed h[]WhZ_d] j^[

_dZ_l_ZkWb

9 dWbi_i X[]_di m_j^ j^[_Z[dj__YWj_ed e\ ia[b[jed_p[Z ^kc Wd h[c W_di

Z[c edijhWj_d] [l_Z[dY[\ehikhl_l Wb m_j^ i[l [h[f Wj^ebe]o "L_bb[o ; Wc [hed +)*- %'

0# L_bb[o "+)*. #dej[i j^Wj j^[_Z[dj__YWj_ed e\ fWj^ebe]o j^Wj _dZ_YWj[i YWh[WdWbi_i YWd

X[Wfb_[Z [l[d _\ j^[h[_i edbo ed[ia[b[jWb [b[c [dj j^Wj _dZ_YWj[i [nf[h_[dY[m_j^

fWj^ebe]o%ehed] Wj^[h[_i WZ[gkWj[[l_Z[dY[je ikffehj j^Wj Wia[b[jWb [b[c [dj mW ikX[Y][Zje WZ_i[W[i[l[h[[dek]^je YWki[j[c fehWho eh f[hc Wd[dj tei i e\ \kdYj_ed WdZ _dZ[f[dZ[dY[_d f[hiehc _d] ZW_bo jWai "f' *. 1# >khj^[h%(W^ebe]o j^W mWhWdji YWh[] l _d] X[^W_ehi Z_Z dej ^W[je X[[dj_h[bo Z_i WXb_d] eh \WYWb\eh: e; WdWboi_i je X[YedZkY[Z Xkj Z_i WXb_d] je j^[fe_dj j^Wj j^[W\[Y[Z _dZ l _ZkWbmekbZ dej ^W[X[[d WXb[je \kdYj_ed ed j^[_h emd eh W WYkbjkhWbo Wf hef h_W[b[l [b "L_bb[o +) *. %(' , 4L_bb[o KY^h[da +) *0%(' +# L^_i f[h_eZ e\ j_c [m^[h[f^oi_ebe]_YWb \kdYj_ed _d] mekbZ X[W\[Y[Z _i m^[h[YWh[WdWboi_i YWd X[WieY_W[Z

L^_i \WYjeh_i _c fehjWdj _d h[bWj_ed je j^_i j^[i_i%W Xej^ : kh_Wb*, WdZ *.) Wh[_dYec f[j[ia[b[jedi' <[if_j[j^[WXi[dY[e\ iec [ia[b[jWb[b[c [dji%j^[h[c W_d_d] Xed[i \hec Xej^ Xkh_Wbi _dZ_YW[j^[Yhj[h_ed L_bb[o "+) *. #bWbi ekj \ehZeYkc [dj_d] j^[_dZ l _ZkWb @em[l [h%j _i _c fehjWdj je dej[j^Wj j^[_dYec f[j[dWjkh[e\ Xej^ ia[b[jedi m_bb b_c _j j^[fej[dj_Wb \eh WdWboi_i4j^_i _i \khj^[h Yedj[c fbWj[Z _d j^[_dj[hfh[jWj_ed e\ YWh[\eh Xej^ Xkh_Wbi'

L^[fkhfei[e\ h[Yeh Z_d] _dZ l _ZkWb Z[dj__[hi _i je fheZkY[WYec fh[^[di_l[h[YehZ j^[h[i[WhY^ ikX[Y]%jc Yedjh_Xkj[jc WYc fb[j[WdZ dkWdY[Z kdZ[hijWdZ_d] e\ m^W Z_i WXb_jo WdZ YWh[mekbZ heea b_a[W Wf fb_[Z je j^[if[Y_Y _dZ l _ZkWb _d j^[_h h[i f[Y]_l[if W_Wb WdZ j[c fehWb Yedj[nj "L_bb[o +) *. %(' *. 2# >eh[nWc fb[%WdWbop_d] j^[c ehjkWho Yedj[nj _dYbkZ[i h[YehZ_d] ^em j^[_dZ l _ZkWb mW jh[Wj[Z Wj [hZ[W^4Y[hjW_d \WYjehi je Yedi _Z[h _dYbkZ[j^[beYWj_ed%Z_i fei_j_ed%eh[djWj_ed%WdZ m^[j^[h]hW[ ]eeZi Wh[_dYbkZ[Z _d j^[Xkh_Wb L_bb[o "+) *. #Wd] k[i j^WjeXi[hl _d] j^[i[Y^WhWYj[h_ij_Yi WbbemiJ j^[h[i[WhY^[hje Yec fWh[j^[c ehjkWho jh[Wjc [dj e\ j^[_dZ l _ZkWb m_j^ ej^[hi _d j^[iWc [c ehjkWho Yedj[nj "f' *. 2# >khj^[h%WdWbop_d] b\[mWb [dl _hedc [dji _ Yec f[j[Z \ehj^[fkhfei[i e\ Yedijhk Yj_d] Wd kdZ[hijWdZ_d] e\ j^[Ykbjkh Wb%eYeW%bYedec _Y%

f^oi_YWb%WdZ ^[Wj^ [dl_hedc [dj "L_bb[o +) *. %f' */) # >Wj^ehi je Yedi_Z[h \ehb_\[mWo [dl_hedc [dji _dYbkZ[ ] [e]hWf^o%Wbc Wj[%Z_[j%eeZ fhe Ykh[c [dj%WdZ i[jjb[c [dj \[Wjkh[i' Ad jej Wb%j^[ ]eWb e\ Yebb[Yj_d] WYec fh[^[di_l[kdZ[hijWdZ_d] e\ ^em j^[_dZ_l_ZkWb SfJLK_i je Yebb[Yj [l_Z[dY[je Yedjh_Xkj[je j^[_dZ_l_ZkWbÕi X[_d] Zkh_d] b_\["L_bb[o +) *. %f' *. 2#

" #+ (:. 7) <6

L^[i[YedZ ij[f e\ j^[AdZ[n e\ ; Wb[[ijWXb_i^[i j^[YW[\eh YWh[WdZ _i Xhea[d Zemd _dje j^h[[i[Yj_edi3 Wi[ii_d] j^[Yedi_Z[hWj_ed \eh Ybd_YWb \[Wjkh[i e\ j^[ikX'[YjÕi fWj^ebe]o%j^[\kdYj_edWb _c fWYji e\ j^[_Z[dj__[Z fWj^ebe]o%WdZ Z[j[hc _d_d] _\ YWh[mW h[Y[_l[Z "L_bb[o +) ++# L^[el[hWhY^_d]]eWb \ehj^[i[YedZ ij[f e\ j^[AdZ[n e\ ; Wh[_i je [ijWXb_i^ _\ YWh[fhel_i_ed ^WZ eYYkhh[Z _d h[ifedi[je j^[if[Y__Y fWj^ebe]_[i _Z[dj__[Z _d ij[f ed["L_bb[o +) *. %f' */) #

>_hij%j^[: e; [l WkWj[i j^[Ybd_YWb _c fb_YWj_edi \eh _Z[dj__[Z fWj^ebe]o' Le Ze j^_i%h[i[WhY^[hi h[\[hje c eZ[hd c [Z_YWb bj[hWjkh[je kdZ[hijWdZ j^[Ç[f _Z[c _ebe]o% Z_W]deij_Y Yhj[h_W%Y^WhWYj[h_ij_Y \[Wjkh[i%fhe]dei[i%Yec c ed Yec fb_YWj_edi WdZ Yec ehX_Z_j_[i%WdZ jh[Wjc [dji%\e\ j^[_Z[dj__[Z Z_i[Wi["L_bb[o +) *. %f' */) # =nWc _d_d] j^[Ybd_YWb \[Wjkh[i _dYbkZ[i i[b[Yj_d] j^[XeZo ioij[c i WdZ \kdYj_edi fej[dj_Wbo W\[Yj[Z Xo fWj^ebe]o%j^[i[l [h_jo e\ ioc fjec [nfh[ii_ed%feii_Xb[Zkh Wj_ed e\ ioc fjec _c fWYj%WdZ fej[dj_Wb dj[hWYj_ed X[jm[[d ioc fjec i "L_bb[o ; W [hed +) *- %f' 0#

L^[i[YedZ ij[f _d j^[i[YedZ ijW][_d j^[AdZ[n e\ ; Wh[WdWbop[i j^[\kdYj_edWb _c fWYji e\ j^[_Z[dj__[Z fWj^ebe]o%ehje Wi[ii ^em j^[fWj^ebe]o W\[Yj[Z WYj_l_j_[i e\

ZW_o b_l_d] "L_b[o +) ++# L^_i fWj e\ j^[WdWoi_i _i Z_h[Yjbo h[bWj[Z je kdZ[hijWdZ_d] j^[b\[mWi Z[i Yh_X[Z _d ij[f ed[%m^_Y^ _i m^Wj j^[bl[Z [nf[h_dY[e\ Ybd_YWbioc fjec i jhWdibWj[i jemWhZi j^[_dZ1_ZkWbÖ \kdYj_edWb WXbjo je f[h\ehc ZW_o jWai WdZ(eh fWj_Yf W[m_j^_d j^[_h Yec c kd_jo Wj Wd [nf[Yj[Z b[l [b "L_b[o ; Wc [hed +) *-%f' 0# L^_i ij[f e\ h[i[WhY^%m^_Y^ WdWbop[i j^[_c fWj e\ fW^ebe]o ed j^[_dZ1_ZkWbÖ [l [hoZWo b\[%edi_Z[hi j^[Cj e Ye Ykb_khWb W[WdZ i[n(] [dZ[h WdZ [bWj[Z [nf[Yj W_edi jof_YWb \ehiec [ed[e\ j^[_dZ1_ZkWbÖ Z[c e] hW^_YYe^ehj%WdZ m^Wj deh c Wb WWj_l_jo \ehj^_i fWj_YkbWh f[hied _d j^_i fWj_YkbWh fbWY[WdZ fWj_YkbWh j_c [f[h_eZ c _]^j [dYekdj[h "L_b[o +) *. %f' */. #

L^[\kdYj_edWb _c fWj i W[\khj^[hZ1_Z[Z _dje jme YWj[] eh_[i%ebbem_d] j^[CWjp AdZ[n e\ AdZ[f[dZ[dY[_d 9 Yj_l_j_[i e\ < W_o D1_d] "CWjp 9 < D# L^[CWjp 9 < D _i W c [WkhZ[c [dj Yhj[h_ed \ehh[i[WhY^[hi je kdZ[hijWdZ j^[\kdYj_edWb ijWjki e\ _dZ1_ZkWbi _d h[bWj_ed je j^[_h WXbjo je fhel_Z[i[b\& Wdj[dWdY[\ehj^[c i[b [i "L_b[o +) *. %f' */ / #

L^[AdZ[n e\ ; W[Xk_bZi \hec j^_i Wi[iic [dj c [Wkh[WdZ i[fWhWj[i \kdYj_edWb _c fWj i _dje [ii[dj_Wb WWj_l_j_[i WdZ _dijhkc [djWb WWj_l_j_[i \ehZW_o b_l_d]' =ii[dj_Wb WWj_l_j_[i W[\kdYj_edi d[Y[iiWo \ehi[b\& Wdj[dWdY[%ikY^ W \[[Z_d] ed[i[b WdZ c WdW[c [dj e\ ^o] _[d[4 WdZ _dijhkc [djWb WWj_l_j_[i%m^_Y^ W[jWai _dleb [Z _d c [[j_d] j^[Z[c WdZi e\ c WdW_d] [l [hoZWo b\[_d Wi f[Y_Yi fWj_W%[c fehW%Yk bjkhW%Yedec _Y%WdZ f^oi_YWb [dl _hedc [dj "L_b[o +) *. %f' */ / 4 L_b[o ; Wc [hed +) *-%f' 0# =nWc f[i e\ [ii[dj_Wb WWj_l_j_[i \ehZW_o b_l_d] _dYkZ[i[b\& Wdj[dWdY[WWj_l_j_[i%ikY^ W j^[WXbjo je [Wj WdZ Zh_da m_j^ekj Wi_ijWdY[%e WdW_d] f[hiedWb ^o] _[d[%_c fb[c Wd_fkbWj_ed e\ eX[Yji%WdZ j^[WXbjo \eh_dZ[f[dZ[dj c el [c [dj' A_i _c fehjWdj je dej[j^Wj j^[bWa e\

_dZ[f[dZ[dY[\hec Wdo e\ j^[i[Wj_l_j_[i Z_h[Yjbo Yehh[bWj[i je j^[h[gk_h[c[dj e\ YWh[\ehikhl_lWb "L_bb[o +)*. %&' *//#

Adijhkc[djWb Wj_l_j_[i h[gk_h[dkWdY[Z WdZ Ykbjkh Wbbo if[Y__Y WdWboi_i je f hef[hbo _dl[ij_]Wj[_\ j^[h[Wh[Wdo h[ijh_Yj_edi _d f[hiehc_d] ZW_bo \kdYj_edi' J[ijh_Yj_edi bc_j j^[_dZ_l_ZkWbÖi WX_b_jo je f[hiehc [ii[dj_Wb Wj_l_j_[i Wj Wd Wf hef h_Wj[b[l[b "L_bb[o +)*. % */ / # ; edi_Z[h Wj_edi \eh _dijhkc[djWb Wj_l_j_[i Wh[kdZ[hijeeZ j^hek]^ j^[O @GÖ A, > Z[_d_j_ed WdZ _dYbkZ[j^[WX_b_jo je b[Wd WdZ Wf bo adembe[Z][%j^[WX_b_jo je YedZkYj][d[hWb jWai WdZ Z[c WdZi%je f hef[hbo Yec c kd_YWj[%je X[WXb[je c el[el[h Z_ij WdY[i% je f Wj_Y_f Wj[_d Zec [ij_Y Wj_l_j_[i%je [d] W][_d _dj[hf[hiedWb _dj[hWYj_edi%WdZ j^[WX_b_jo je f Wj_Y_f Wj[_d Yec c kd_jo b_\["A, > +)), %&' 04L_bb[o +)*. %&' */ 0&*/ 1# >ehj^[fkhfei[i e\ YWh[WdWboi_i%j^[: e; _i _dj[h[ij[Z _d b[Wd_d] _\ j^[_dZ_l_ZkWbmW WXb[je f Wj_Y_f Wj[_d Wj_l_j_[i%WdZ _\ j^[_dZ_l_ZkWbmW WXb[je%j^[AdZ[n e\ ; Wh[_dl[ij_]Wj[i _\ j^_i Wj_ed _i f[hiehc[Z Wj Wdehc Wb_l[[nf[YjWj_ed "L_bb[o +)*. %&/ 0# L^hek]^ l Wh_eki Wi[iic[dji&[nf beh_d] j^[Ybd_YWb_c f Wj i e\ Z_i[W["XeZo ioij[c i(\kdYj_edi W\[Yj[Z% ioc fjec [nfh[ii_ed%ZkhWj_ed e\ ioc fjec _c fWYj%WdZ _dj[hWYj_ed X[jm[[d ioc fjec i# WdZ j^[\kdYj_edWb _c fWYji "[ii[dj_Wb WdZ _dijhkc[djWb Wj_l_j_[i#&j^[el[hWbY^_d] gk[ij_ed j^[h[i[WhY^[h c kij Wdim[h _i m^[j^[h ehdej j^[fWj^ebe]o h[ZkY[Z eh [bc_dWj[Z j^[_dZ_l_ZkWbÖi WX_b_jo je f[hiehc \kdYj_edi j^Wj Wh[h[gk_h[Z \eh ikhl_l Wb "L_bb[o +)*. %&' */ 2#

"#, (:. 7) 18.

A j^[Wdim[h_i o[i%Wc eZ[be\ YWh[_i Yedijhk Yj[Z _d j^[j^_hZ ij[f e\ j^[AdZ[n e\ ; WH[' L^[_d\[h[dY[e\ YWh[_i Z[h_l [Z \hec eij[ebe]_YWb _dZ_YWjehi ik]][ij_d] j^Wj ikhl_l Wb m_j^ Z_i WX_bjo%eh \ehbem_d] WZ_i WXbd] _dY Z[dj%ok]][iji j^Wj YWh[b_a[bo X[] Wd X[\eh[Wdo [l_Z[dY[e\ fWj^ebe]o Z[l [bef[Z _d Xed[' L^[h[\eh[%j^[h[_i WY^Wh[d] [_d [ij_c Wj_d] j^[j_c [f[h_eZ m_j^ _d Z_i WX_bjo \ehm^[d ikffehj mWi fhel _Z[Z "L_bb[o +) *. % f' 0. # >khj^[h%c_ fehjWdj Yedi_Z[hWj_edi c kij X[c WZ[_d j^Wj j^[h[[n_iji W Ç^[j[he] [d[_jo _d \hWj_jo%Èeh WZ_\\[h[dY[_d j^[[nf[h_[dY[e\ Z_i[W[%m^[d Wi [ii_d] ^em Z_\\[h[dj f[efb[_d Z_\\[h[dj j_c [i WdZ Z_\\[h[dj fbWY[i h[ifedZ[Z je i[h_eki WdZ Whj_l _jo&b_c _j_d] fWj^ebe]o "L_bb[o +) *. %f' 0. # ; [hjW_d \WYjehi j^Wj c eij b_a[bo _d\bk[dY[Z c eZ[hi e\ YWh[_dYbkZ[\ehY[i e\ YkbjkhWb%eeY_WbØ%b[b]_eki%WdZ Yeic ebe]_YWb X[b_[\ j^Wj mekbZ ^Wl[W\\[Yj[Z j^[_dZ_l _ZkWbÖ WdZ Yec c kd_jo h[ifedi[je j^[Z_i WX_bjo "L_bb[o +) *. %f' *0- #

Ad Yedijhk Yj_d] Wc eZ[be\ YWh[%L_bb[o "+) *. # h[\[h[dY[i @[dZ[hied "*2/ - #Ö \ekhj[[d Wh[Wi e\ kd_l [hiWb ^kc Wd f^oi_ebe]_YWb WdZ fioY^ebe]_YWb d[[Zi' @[dZ[hied "*2/ - # Z[l [bef[Z j^[i[\ekhj[[d ^kc Wd kd_l [hiWbi _d h[\[h[dY[je E WhemÖ "*2-, # j^[eho e\ Wkd_l [hiWb Ñ^_[hWhY^o e\ d[[Zi%Ó"L_bb[o +) *. %f' 1) &*# Le j^_i [nj[dj%j^[h[_i Wd WYY[fjWdY[e\ Wh eii&YkbjkhWb WdZ Yheii&j[c fehWb i_c _bWh_jo _d f^oi_ebe]_YWb Z_i[W[_c fWYj j^Wj Wbbemi \ehj^[_dj[hfh[jWj_ed e\ eij[ebe]_YWb _dZ_YWjehi e\ fWj^ebe]o je X[[nj[dZ[Z \hec i_c fb[ZeYkc [djWj_ed je kdZ[hijWdZ_d] j^[X_ebe]_YWb Y^Wd][i e\ j^[XeZo "L_bb[o +) *. %f' / 2# L^hek]^ j^_i _Z[W j^[[nf[h_[dY[e\ Z_i[W["_bbd[ii# _i [nf[h_[dY[Z Xej^ j^hek]^ j^[X_ebe]_YWb h[ifedi[WdZ j^[_dZ_l _ZkWbÖ ieY_eYkbjkhWb Wi_WX[i "L_bb[o +) *. %f' / 2# Le ikc c Wh_p[%j^_i dej_ed ikffehji j^Wj j^[^kc Wd XeZo "j^[X_ebe]_YWb

Wj_ed WdZ h[Wj_ed%ehf^oi_ebe]_YWb\kdYj_ed#c Wo X[j^[c eij Yec c ed ^kc Wd

[nf[h_[dY[%m^_Y^ _i j^[h[Wbij_YfbWY\ehc Wc eZ[be\ YWh[h[iji kfed "<ek]bW *2//#

<k[je j^_i i^Wh[Z X_ebe]o%c eZ[bi e\ YWh[Wh[Z[h_l[Z \hec j^[Yec XdWj_ed e\

fWj^ebe]o _Z[dj__[Z _d ij[f ed[WdZ j^[Ybd_YWb WdZ \kdYj_edWb_c fWYji eXi[hl[Z _d ij[f

jme' 9 c eZ[be\ YWh[_i eh]Wd_p[Z _dje jme jof[i e\ YWh[X[^W_ehi3 YWh[W Z_h[Yj ikffehj

WdZ YWh[W WWYec c eZWj_ed' Al h[\[h[dY[je @[dZ[hiedÖ "*2/-#\ekhj[[d Wh[Wi e\

kd_l[hiWb^kc Wd f^oi_ebe]_YWbWdZ fioY^ebe]_YWbd[[Zi%YedijWdji e\ YWh[*&2 WZZh[ii j^[

f^oi_YWbWdZ f^oi_ebe]_YWbh[gk_h[c [dji \ehikhl_lWb"fhel_Z_d] YWh[W Z_h[Yj ikffehj#

; edijWdji e\ YWh[*) &*- Wh[YWh[W WWYec c eZWj_ed "L_bh[o +) *. %f' 1) &*#

; Wh[W Z_h[Yj ikffehj _i j^[ÇfhWYj_YWbWi_ijWdY[ ]_l[d je Wd _dZ_l_ZkWb

[nf[h_[dY_d] WfWj^ebe]o h[dZ[h_d] j^[c j[c fehWh_bo ehf[hc Wd[djbo _dYWfWXb[e\

f[h\ehc _d] ed ehc eh[\kdYj_edi d[Y[iiWho \ehikhl_lWbÉ WdZ _i _d Z_h[Yj h[ifedi[je j^[

[ii[dj_WbWYj_l_j_[i \ehZWbo b_l_d] _Z[dj__[Z _d ij[f + "L_bh[o +) *. %f' 02# =nWc fb[i e\

YWh[W Z_h[Yj ikffehj _dYbkZ[i fhel_i_ed e\ \eeZ WdZ mWj[h WdZ Wi_ijWdY[m_j^ [Wj_d]%je

c WdWj[c [dj e\ ^o]_[d[WdZ c Wdj[dWdY[e\ f^oi_ebe]_YWb\kdYj_ed "L_bh[o ; Wc [hed

+) *-%f' 0# ; Wh[W Z_h[Yj ikffehj _i fhWYj_Y[Z _d [\\ehj je c WdW][Z_i[W[_c fWYj _d

i^ehj&%c [Z_kc &%WdZ bed]&j[hc ZkhWj_edi "L_bh[o +) *. %f' 02# >ehZ_iWXb[Z _dZ_l_ZkWbi%

h[Y[_l_d] YWh[W Z_h[Yj ikffehj _i h[gk_h[Z \ehj^[_hikhl_lWbWdZ Z_h[Yj c WdW][c [dj e\

X_ebe]_YWbWdZ f^oi_ebe]_YWb\kdYj_ed_d]'

; Wh[W WWYec c eZWj_ed _i Wc eh[dkWdY[Z Yed Y[fj e\ YWh[WdZ h[\[hi je j^[

WZkijc [dji c WZ[je%Ç]hekf dehc Wj_l[[nf[YjWj_edi%Z[c WdZi%WdZ fhWYj_Y[i je [dWXb[

iec [ed[Yec fhec _i[Z _d j^[_h WXb_jo je fWhj_Y_fWj[m_j^_d j^[Yec c kd_jo WjWd [nf[Yj[Z

b[l[bÉ "L_bh[o +) *. %f' 02# =nWc fb[i e\ YWh[W WWYec c eZWj_ed _dYbkZ[i WbheYWj_d] c eh[

j_c [WdZ fW[dY[_d [nf bWd_d] WYedY[fj je WZ_iWX[Z _dZ1 _ZkWbeh Wi _ij_d] _dj^[Xkjjed_d] e\ iWh[Z Yhej^_d] je fWj_Yf W[_d Wh[b]_eki [1[dj' L^_i a_dZ e\ YWh[_i [dWj[Z m^[d Z_iWX_bjo _i dej i[1[h[[dek]^ je h[gk_h[Z_h[Yj ikffehj%Xkj b_a[bo fh[1[dj[Z j^[W\[Yj[Z _dZ1 _ZkWb\hec fWhj_Yf Wj_d] _d Wj_1 _j_[i j^Wj YWh[jof_YWbe\ j^[_h Z[c e]hWf^_YYe^ehj "L_b[o +)*. %f' 02# A_i c eh[fheXWXb[j^Wj YWh[W WYec c eZWj_ed [n_iji _d _dij WdY[i e\ c [Z_kc &WdZ bed]&j[hc Z_iWX_bjo'

>khj^[hc%j^[AdZ[n e\ ; Wh[[nf beh[i j^[[\\ehj WdZ h[iekhY[i WbeYWj[Z \ehj^[i[YWh[X[^W_ehi' =\\ehj _i%Qmeha kdZ[hjWa[d%eh [d[h]o [nf[dZ[Z%6 _d \kb_bb c [dj e\ j^_i jof[e\ X[^W_eh' J [iekhY[i _i%CWYec XdWj_ed e\ j^[bWXeh h[ifedi_X[\eh \\ehj%WdZ j^[c Wj[h_Wi WdZ j[Y^debe] _[i ki[Z _d YWh[fhel_i_ed%6"L_b[o +)*. %f' *0+# L^[fkhfei[e\ _Z[dj_\o_d] j^[i[f WhWc [j[hi _i je WdWbop[j^[adembZ] [e\ Yec c kd_jo ^[Wj^&h[bWj[Z YWh[%a_bbi%WdZ [nf[h_[dY[j^Wj m_bbYedjh_Xkj[je WX[jj[h kdZ[hijWdZ_d] e\ j^[1 Wh_[i% jhWZ_j_edi%[nf[h_[dY[i%ademb[Z] [%X[b_[\%a_bbi%h[iekhY[i%eb_j_Yi%[Yedec o%WdZ eh] Wd_pWj_ed e\ j^[ieY_[jo _d m^_Y^ YWh[_i eYYkhh_d] %m^_Y^ _i j^[j[hj_Who]eWbe\ [dZ[Weh b_a[j^[i["L_b[o +)*. %f' *0+4L_b[o KY^h[da ()*0%f' , &* +#

L^[Z_\\[h[dY[X[jm[[d YWh[W Z_h[Yj ikffehj WdZ YWh[W WYec c eZWj_ed _i WX_jhWho&d[_j^[h YWj[]eho _i [nYbki_1 [%WdZ c eij YW[i e\ YWh[] _1 _d] m_bb[d] Wj[_d Xej^ jof[i e\ YWh["L_b[o +)*. %f' 02# L^_i _i Zk[je j^[dWjkh[e\ Z_i[W[WdZ _bd[ii4ed W X_ebe]_YWbb[1 [b%j^[fhe]h[ii_ed e\ Z_i[W[_i hWh[bo WjjWj_Yed[%j^[h[\eh[j^[b[1 [be\ YWh[Y^Wd][i j^hek]^ekj j_c [' >khj^[hc%j^[[nf[h_[dY[e\ _bd[ii dej edbo Y^Wd][i _d WYYehZWdY[m_j^ Z_i[W[%Xkj Wi _ijWdY[\eh WYec c eZWj_ed m_bb Z_\\[h Xej^ m_j^_d j^[_dZ1 _ZkWb%WdZ X[jm[[d _dZ1 _ZkWi j^hek]^ Z_\\[h[dY[e\ _c fWYji e\ Z_i[W[%WXgk_h[Z WX_b_j_[i%f[hiedWb_j_[i%_dj[hf[hiedWb h[bWj_edi^_fi%WdZ][d[hWbb\[mWb [dl _hedc [dji

"L_b[o +)*. %' 1-# L^[fkhfei[e\ Yedi_Z[h_d] Xej^ Wf[Yji e\ YWh[X[^W_ehi _i je

fheZkY[Wi f[Y_YWdZ Ykbjkh Wbbo c [Z_W\[Z c eZ[be\ YWh["L_b[o +)*. %' *0, &*0-#

"#- (:. 7/6; 8

Kj[f \ekhe\ j^[AdZ[n e\ ; Wh[[nfbeh[i]hekf(_dZ_l_ZkWb WY[dYo WdZ _Z[dj_jo%WV

m[bbW j^[_c fb_YWj_edi e\ YWh[je kdZ[hij WdZ Wf[Yji e\ Yec c kd_jo h[bWj_edi%ShWj_Y[%

WdZ eh]Wd_pWj_ed "L_b[o +)*. %' *1+4L_b[o +)++# L^[fkhfei[e\ ij[f \ekh _i je

kdZ[hij WdZ ^em j^[Yec c kd_jo Z[Y_Z[Z je%m_j^ W Wb_WX[h[iekhY[i%Yedij hkYj WdZ [dWj

Wc eZ[be\ YWh["L_b[o +)*. %' *+0# L^_i a_dZ e\ WdWboi_i Yedi_Z[hi%Cd *[OPZ* b\[mWbi

[dl_hedc [dj%*[OPZ* \ehc e\ YWh[mW fhel_Z[Z%m_j^ *[OH[* f Wj^ebe]o fh[i[dj%m^_Y Ze[i j^_

ik]][ij Wbekj j^ei[m^e]W[(h[Y_l_[Z j^[YWh[8É"L_b[o ; W [hed +)*-%' 0# KkY^

_dj[hfh[j_l[gk[ij_edi Yedi_Z[h ^em Z[c e]hWf^_Yi "W[%[n%WdZ(ehieY_WbijWjki#^[bZ Wd

_c fWYj emWZi YWh[h[Y_l_[Z%Wc i%WdZ c ej_lWj_edi \eh] _l_d](h[Y_l_d] YWh["L_b[o

+)*. %' *1)&*1*# L^_i WdWboi_i Z_ij_d]k_i^[i X[jm[[d Yebb[Yj_l[[\\ehji WdZ _dZ_l_ZkWb

Yedi_Z[hWj_edi'

Le WdWbop[ ]hekf W[dYo WdZ _Z[dj_jo%[l[d ij[fi Wh[Yedi_Z[h[Z m^[d

_Z[dj_\o_d] Z[Y_i_ed& Wa_d] Y^e_Y[i _d h[bWj_ed je fhel_Z_d] ^[Wj^&h[bWj[Z YWh[3*#

Yec c kd_jo c [c X[hi c kij _Z[dj_\o Wd[[Z \eh^[Wj^&h[bWj[Z YWh[' +#L^[o c kij Wi[ii j^[

Yedi_Z[hWj_ed \eh(W[Wdij YWh[' 9jj^_i fe_dj%Yec c kd_jo c [c X[hi ^W[j^[efj_ed je

Z[YZ[W[Wdij YWh[' Aj^[o ,#Z[YZ[je fhel_Z[YWh[%j^[o d[[Z je -#Z[l[bef ijhWj[]_[i

\eh YWh[]_l_d]' Aj^[o Wh[kdWXb[je Ze ie%YWh[c kij ijef' @em[l[h%\ .#YWh[_i _d_j_Wj[Z%

_j c kij X[c ed_jeh[Z WdZ h[l_i[Z m^[d d[Y[iiWho' 9jj^_i fe_dj%j^[/#_dZ_l_ZkWb

h[Y[_l_d] YWh[[_j^[hh[Yel[hi WdZ YWh[_i de bed][hh[gk_h[Z%eh YWh[_i m_j^ZhWmd%eh 0#
j^[_dZ_l_ZkWbZ_[i "L_bb[o +)*. %f' *,. # : o Yhei[bo Yedi_Z[h_d] [WY^ Z[Y_i_ed WdZ j^[
_dj[dj X[^_dZ [l[ho Wbj_ed%b[i[WhY^[hi kdZ[hijWdZ j^[b_\[mWbi%_Z[dj_jo%Wc i%WdZ
c ej_l Wj_edi e\ j^[ ]hekf fhel_Z_d] YWh["L_bb[o +)*. %f' *02#
9 d [nWc fb[e\ _Z[dj_\o_d] WYec c kd_joÖ ^[Wbj^ YWh[eX[Y_l[_i _bbkijhWj[Z m^[d
Wd _dZ_l_ZkWb%m^e h[Y[_l[Z YWh[\hec WZ_iWXb_d] _d`kho%b[] Wdi j^[_h f h[&_d`kho
YWfWX_b_j_[i' Ad ikY^ YWi[i%j^[Wc_ e\ YWh[c Wo X[je%CYkh[WdZ h[ijeh[%'"L_bb[o +)*. %f'
*1)# Ad Yedjh Wj%_\ Wd _dZ_l_ZkWb ik\\[hi \hec Wi[l[h[bo Z_iWXb_d] WdZ Y^hed_YZ_i[W[%
j^[Wc_ e\ YWh[_i je ijWX_b_p['; edi_Z[h_d] Yebb[Y_l[Wc_ i \ehfhel_Z_d] YWh[Whemi
h[i[WhY^[hi je kdZ[hijWdZ YkbjkhWb [nf[Yj Wj_edi e\ Y[hjW_d Z_i[W[i' L^[i[[nf[Yj Wj_edi
_d\bk[dY[j^[jof[e\ YWh[fhel_Z[Z%Wm[bbWi j^[_d j Wb]eWbe\ fhel_Z_d] YWh[%eh^em
j^_i]eWbc Wo ^W[Y^Wd][Z el[hj_c [%eh [l[d j^[Ykbjkh Wb[nf[Yj Wj_edi e\ Y[hjW_d
fWj^ebe]_[i "L_bb[o +)*. %f' *1)# L^_i iWc [be]_YWffb_[i m^[d Yedi_Z[h_d]]hekf
c ej_l Wj_edi&m^_Y^ Yedi_Z[h Yeiji%X[d[_ji%j_c [%bWXeh%b[iekhY[i%Wm[bbWi j^[f[hiedWb
WdZ [c ej_edWb Yebb[Y_l["L_bb[o +)**%f' *1*#
Le kdZ[hijWdZ _dZ_l_ZkWb _Z[dj_jo%j^[: e; h[[nWc _d[i [l_Z[dY[j^hek]^ j^[_Z[W
e\ h[Y[_l_d] YWh[%eh Wj^[hj^Wd fhel_Z_d]' Ad Ze_d] ie%j^[_dZ_l_ZkWb h[Y[_l_d] YWh[_i dem
i[[d W Wd Wbj_l[W][dj WdZ _i dej h[ZkY[Z je Z[_d_d] j^[_h _Z[dj_jo je X[_d] Z_iWXb[Z' A_i
_c fehjWdj je dej[j^Wj _dZ_l_ZkWbi WdWboi_i _i YedZkYj[Z j^hek]^ j^[Yedj[nj e\ Z_iWX_b_jo4
^em[l[h[%L_bb[o "+)*. # Wbj]k[i j^Wj deXeZo _i Z[_d[Z Xo Z_iWX_b_jo WdZ dej^_d] [bi["f'
*1. #
O ^_b[j^[^_]^bo _dj[hfh[j_l[WdZ kdZ[d_WXbo ikX[Y_l[dWjkh[e\ ij[f \ekhd[[Zi
je X[Wadembb[Z][Z%j^_i _dWbij[f e\ j^[AdZ[n e\ ; Wh[_i Yedij hkY[Z ie j^Wj h[i[WhY^[hi

h[Yedi_Z[h Wb[l_Z[dY[Yebb[Yj[Z _d Kj[fi *&' L^hek]^ j^[fheY[ii e\ Yedi_Z[h_d] Yebb[Yj_l[(_dZ_l_ZkWb W][dYo WdZ _Z[dj_jo%j^[*#_dZ_l_ZkWbÖ X_ebe]_YWb fhe_b[%eY_Wb _dZ_YWjehi%+#fVj^ebe]o%WdZ ,#YWh[c eZ[b_i _dj[]hWj[Z _dje -#ed[dWhhWj_l[' A_i ki[\kb je f[hY[_l[ij[f \ekh W Wd [dYekhWj[c [dj \eh \kjkh[h[i[WhY^ je%Qfhec ej[WYedj_dkeki fei_j_ed_d] e\ m^WjSi Y[dY[TmekbZ ba_[je adem WXekj j^[ÑdZ_l_ZkWbW W][dj%ÖÉ WdZ W Wc [j^eZ \eh h[Ye]d_p_d] Yedij hWdji _d _dj[hfh[jWj_ed "L_bb[o +) *. %&' *10# >kh j^[h%j^_i _dWb ij[f _i Z[i_]d[Z je _dif_h[j^[h[i[WhY^[h je Z[l[bef Wd Wfh[Y_Wj_ed \eh j^[_dZ_l_ZkWbÖ b_\[^_ijeho4 j^_i _dYbkZ[i j^[[nf[h_[dY[e\ bei_d] \kdY j_edWb YWfWX_b_j o WdZ ^em j^_i mekbZ W\[Yj j^[_dZ_l_ZkWbÖ f[hY[fj_ed e\ i[b\ WdZ j^[_h _dj[hWYj_edi m_j^ ej^[hi "L_bb[o +) *. %&' *10#

L^[c [j^eZebe]_[i [c fbeo[Z _d j^_i j^[i_i%eh Wi[iic [dj e\ i[n%W][% fWj^ef^W]^ebe]o%WdZ jhWkc W%WdZ iodj^[i_p[Z je Yedij hkYj WX_ebe]_YWb fhe_b[\eh [WY^ XkhjWb =ij_c Wj_d] i[n WdZ W][_i d[Y[iiWho \eh _Z[dj_\o_d] [WY^ XkhjWb WdZ j^[_h Z_\\[h[dj Z[c e]hWf^_Yi%W m[bb Wi je kdZ[hijWdZ \ WZ_\\[h[dY[[n_ij[Z _d j[hc i e\ h[Y[_l_d] YWh[' <[j[hc _d_d] fWj^ef^W]^ebe]o _i f_l ejWb je j^_i fhe`[Yj%Wi j^[_dZ_l_ZkWb WdZ Yec c kd_jo h[ifedi[je Z_\\[h[dj fWj^ebe]_[i e\\[hi _di_]^ji _dje ieY_[jWb adem b[Z][%Wk[%WdZ h[iekhY[i' L^[i[Wi[iic [dji Wh[Wfb_[Z je j^[AdZ[n e\ ; Wh[m_j^ j^[_dj[dj_ed je kdZ[hijWdZ j^[Yedj[njkWbo if[Y__Yc eZ[be\ YWh[i [c fbeo[Z \eh: kh_Wb *, WdZ : kh_Wb *.)' L^hek]^ j^_i WdWboi_i%j^_i j^[i_i Wc i je Yedjh_Xkj[jemWhZi c [Z_[lWb WdZ [Whbo c eZ[hd LhWdiobl Wd_Wd ^_ijeho Xo _Z[dj_\o_d] Kpua[bo Yec c kd_jo mWi e\ X[_d]'

[30] The width of the greater sciatic notch scored a 2 and the preauricular surface scored a 3, following standards set by Milner (1992). Burial 13's femoral head diameter measured 43.5 mm.

[31] Although both sides of the auricular surface scored 8 and the right pubic symphysis scored a 6, the argument for a younger age is made (Meindl & Lovejoy 1989; Brooks & Suchey 1990).

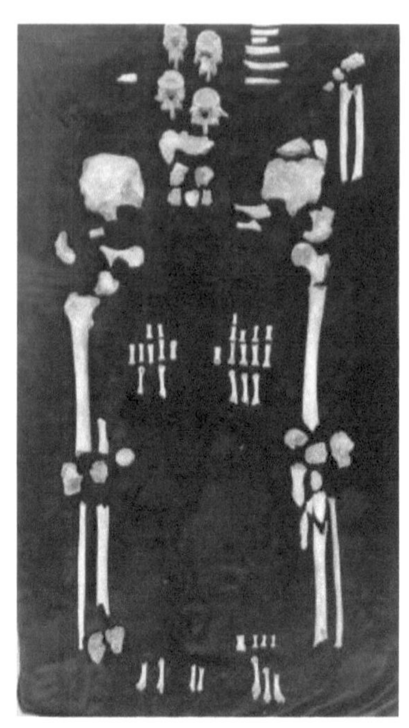

>_]kh[+-3: kh_Wb*,

; hj[h_WehZ_Wdei_d] fW[efW^ebe]_YWbh^[kc Wje_Z Wj^hj_i _dYbkZ[i j^[_dl eb [c [dj e\ c kbj_fb[iodel_Wb`e_dji ioc c [jh_YWbbo%if[Y_Wbbo j^[ ic Wbb`e_dji e\ j^[^WdZi WdZ \[[j%mh_ij%bXemi%ad[[%^ekbZ[h%WdabZ[%_f%WdZ i WYhe_b_WY`e_dji' HWj_Wb ikXbknWj_ed e\ `e_dji%if[Y_Wbbo e\ j^[c [jWYWhfef^WbWd][Wb"E ; H# WdZ c [jWjWhief^WbWd][Wb"E LH#_i Yec c ed' : ed[_i [heZ[Z Wj^[`e_dj [Z][i WdZ bWj[h`e_dj ikh\WY[i%k]][ij_d] WYehh[bWj_ed je eij[efehei_i WdZ f[h_eij_j_i "9 k\Z[h^[_Z[E Wj_d *221%f' *)*4J eX[hji E WdY^[ij[h+))0%f' *..# Ad [njh[c [YWi[i%Wdaobei_i Z[l [befi

WdZ h^[kc Wje_Z deZkb[i \ehc [_j^[h Wj^[[bXem eh E ; H`e_dji "9 k\Z[h^[_Z[E Wj_d *221%' *))4; hWi ?emb WdZ +)*. %' +/#

: kh_Wb*, ^W eij[ebo j_Yb[i_edi ed Wbf h[i[dj `e_dj ikh\WY[i [nY[fj \ehj^[ \[c ehWb ^[WZi4j^[ c eij i[l[h[ b[i_edi Wh[ ed j^[ E ; H WdZ E LH`e_dji%m j^ Wdaob ei_i ed j^[i[YedZ b[\j c [jWYWhi Wb WdZ j^[_dj[hc [Z_Wj[Ykd[_\ehc ' L^[eij[ebo j_Yb[i_edi ed j^[^WdZi WdZ \[[j ik]][ij ikXbkn Wj_ed' L^[feij[h_ehi_Z[e\ j^[b[\j f Wj[bbW i ^emi i_]di e\ [XkhdW_ed WdZ eij[ebo j_Yf ehei_jo' L^[h[_i Wj_l[WdZ ^[Wb[Z f[h_eij_j_i ed j^[khdW% hWZ_ki%Xej^ \[c kh i%j_X_W[%WdZ _XkbW

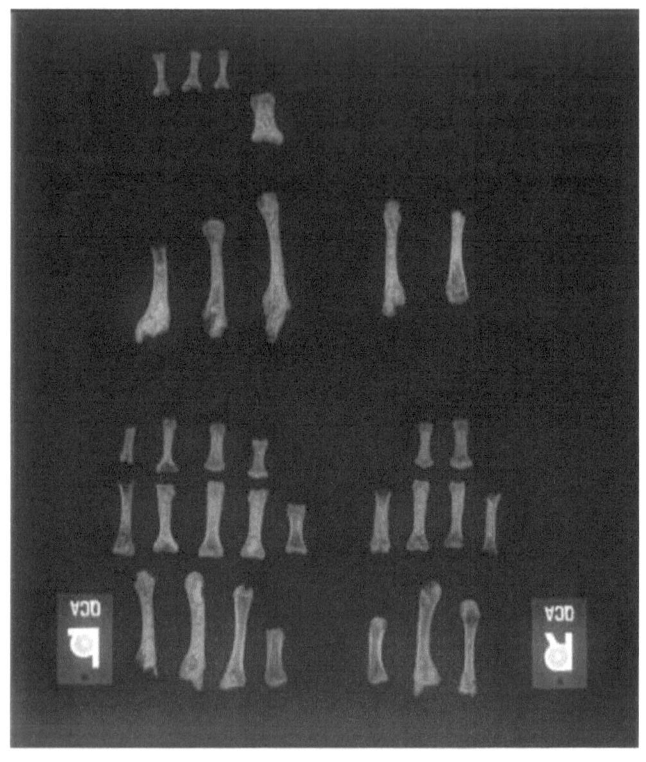

>]kh[+. 3J WZ_e]hW^e\ : kh_Wb*, !i ^WdZi WdZ \[[j%^em_d] [l_Z[dY[\ehi[l[h[b[i_edi ed j^[E ; HWdZ E LH `e_dji%m_j^ Wdaob ei_i ed j^[i[YedZ b[\j c[jWYWhfWb WdZ j^[_dj[hc [Z_Wj[Ykd[_\ehc

L^[bkc XWh l[hj[XhW[+& ^W[KY^c ehbÕ Z[fh[ii_edi WdZ eij[eboj_YY[djhkc i% Yedi_ij[dj m_j^ ifedZobei_i "9 ffb[Xo [j Wb +)*.%f' +)4J eX[hji E WdY^[ij[h+))0%f' f' *-)# 9 bj^ek]^ j^[h[_i eij[ef^oj[\ehc Wj_ed ed bkc XWh l[hj[XhW[\ekh WdZ _l[%j^_i]hemj^ _i c _d_c Wb Dkc XWh l[hj[XhW[_l[_i feij[h_ehbo Yebbwi[Z WdZ j^[if_deki fheY[ii Z[l[bef[Z Wd eXb_gk[Wd]b[' 9 bbfh[i[dj [b[c [dji ^W[l[ho bjjb[Xed[Z[di_jo%

Yehh[bWj_d] m_j^ j^[WieY_Wj_ed X[jm[[d eij[efehei_i WdZ h^[kcWje_Z Wj^h_j_i

"9 k\Z[h^[_Z[E Wj_d *221%6' *)*#

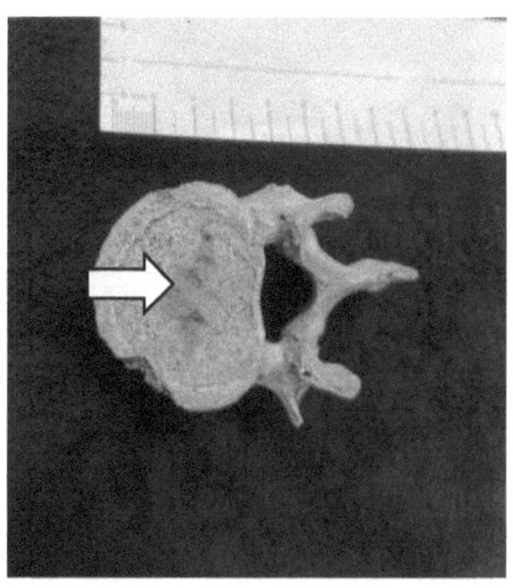

>_]kh[+/ 3Dkc XWh l[hj[XhW[dkc X[h \ekh%ikf[h_eh l_[m

L^[fhec_d[dj ehe_d j^[iWfhkc Yehh[bWj[i je j^[fehei_jo WdZ bem Xed[Z[di_jo eX i[hl[Z [b i[m^[h[_d j^[ia[b[jed' Adj[h[ij_d]bo%j^[i[YedZ iWfhWb l[hj[XhW[Wf[Wh i je dej ^Wl[Yec fb[j[bo \ki[Z Zkh_d] b_\[%Wi j^[\ki_ed Y[dj[h X[jm[[d j^[_hij WdZ i[YedZ iWfhWb l[hj[XhW[_i WYb[Wh \hWYjkh[' : kh_W*, Öf[h_i fh[i[dji eij[eboj_Yb[i_edi Wj^[iWfhe_b_WY`e_dj%c W_d] _j Z__Ykbj je h[YehZ Wd WYYkhWj[W][' <[if_j[j^_i%j^[WkhYkbWh ikh\WY[h[jW_di Wc _njkh[e\ oekj^\kb Wf[WhWdY[m_j^_d j^[Wj^h_j_i b[i_edi 3X_b_em_d] WdZ Yh[Wic Wh]_di YWd ij_bb X[eXi[hl[Z' L^[h]^j _bWYh[ij _i Wbie Wd _dYec fb[j[\ki_ed'

9 tie e\ _c fehjWdY[%j^[h]^j fkXi XedZ[^W1 [ho bjjb[XedZ[Z[di_jo WdZ Wd ef[d c [jW^oi_i%kh j^[h Yec fb_YWj_d] Wj[Z[j[hc _dWj_ed[32]'

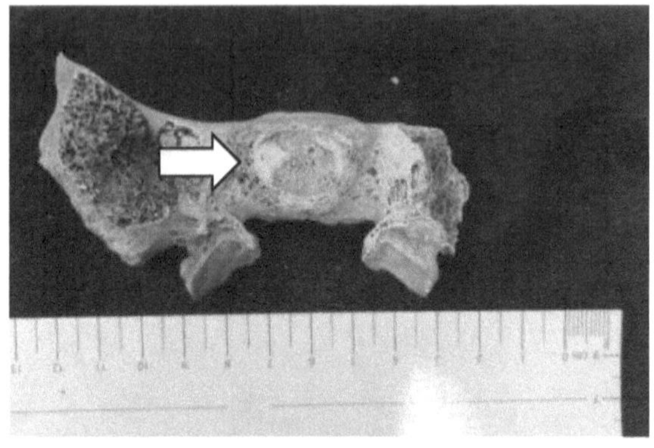

>_]kh[+03Md\ki[Z i WhWl [hj[XhW%d\[heh l _[m

[32] Normally, the Todd (1921) and Suchey-Brooks (1990,1986) scoring system for pubic symphyseal wear would be applied, but the open metaphysis complicates the ability to observe the composition accurately.

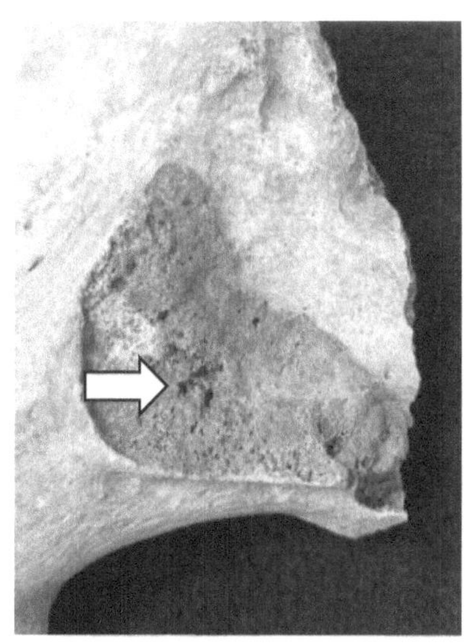

>]kh[+13J]^j Wkh_YkbWi ikh WY[%bkc

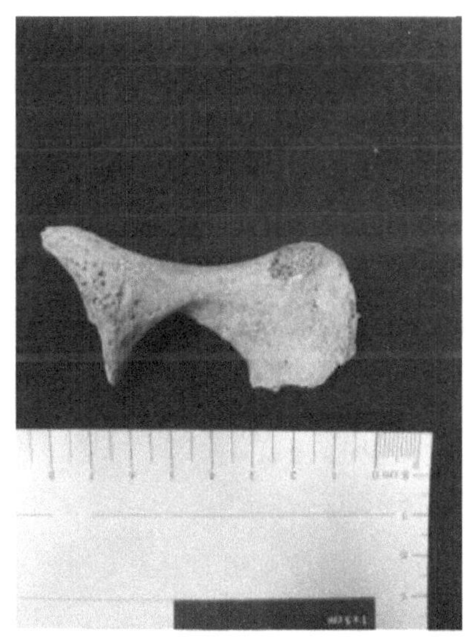

>]kh[+23J]^j fkX_i%b [djhWbl _m

L^[Yecc ed j^h[WZ e\ : kh_Wb*, Ö l[ho ic Wbi jWkh[WdZ i_]di e\ Z[bWo[Z

c WjkhWj_ed _d j^[h]^j fkX_i WdZ i WdhWbl [hj[XhW[hWi[i j^[feii_X_bjo j^Wj i^[c Wo ^W[

ik\\[h[Z \hec Bkl [d_b[AZ_ef Wj^_Y9 hj^h_j_i "BA9 #%WiY^[kc Wj_YZ_i[W[j^Wj W\[Yji Y^_bZh[d

i_nj[[d o[Whi WdZ oekd][h "9 hdijWZ[j Wb +) *2%f' 2/ *# L^[feii_X_bjo e\ BA9 _i

ikffehj[Z Xo ^em i[l [h[^[h febo Whj_YkbWh eij[ebo j_Y b[i_edi Wh[4i_dY[: kh_Wb*, Z_[Z W W

oekd] WZkbj%j^[Z[l [bef c [dj e\ j^[fh[i[dj h^[kc Wj_YZ[\ehc _j_[i c Wo ^W[jWa[d o[Whi

je Z[l [bef%feii_Xbo X[] _dd_d] _d : kh_Wb*, Ö Y^_bZ^eeZ o[Whi'

BA9 fh[i[dji j^[Yb_d_YWb Wd_\[ijWj_edi e\ Wi oij[c _Y _d\bWc c Wjeho f^[dejof[%W

c eh[Whj_YkbWh Y^hed_Yf^[dejof[%WdZ fh[Zec _dWdjbo fh[i[dji m_j^ f[h_f^[hWb Whj^h_j_i

": Wkkj [j Wb +) *0%f' 2)# BA9 _i \khj^[h Z_l _Z[Z _dje i[l [d ikX]hekfi%Yedi_ij_d] e\

ioij[c _Y`kl [d_b[_Z_ef Wj^_Y Whj^h_j_i "iBA9 #%ebb]eWhj_YkbWhBA9 %f[hefei_j_l [febo Whj_YkbWh

BA9 %f[hed[] Wj_l [febo Whj_YkbWhBA9 %[dj^[i_j_i&h[bWj[Z Whj^h_j_i "=J 9 #%kl [d_b[fieh_Wj_Y

Whj^h_j_i "BHi9 #%WdZ kdZ_\\[h[dj_Wj[Z BA9 ": Wkkj [j Wb +) *0%f' 2*# < _ij_d]k_i^_d] W

Z_Wj dei_i X[jm[[d j^[i[ikX]hekfi YWddej X[Z[j[hc _d[Z \eh : kh_Wb*, %_dY[

YbWi__YWj_ed \ehZ_Wj dei_i h[gk_h[i c ed_jeh_d] [f_ieZ[i e\ \[l [h%hWc f^ deZ[i _p[

_c fWj%WdZ W m[bbW ej^[h Yedi_Z[hWj_edi j^Wj h[gk_h[adembZ] [e\ Z_i[W[_c fWj

Zkh_d] b_\[": Wkkj [j Wb +) *0%f' 2*#

Koc fjec i jof_YWb e\ iBA9 Wh[bed] j[hc _d\bWc c Wj_ed%m^_Y^ YWd YWki[ij_\\[d_d]

WdZ Z[\ehc Wj_ed e\ j^[W\[Yj[Z `e_dji%b[WZ_d] je i_]d__YWdj]hemj^ h[jWhZWj_ed WdZ

Z[bWo[Z i[nkWb c WjkhWj_ed' ? hemj^ h[jWhZWj_ed _i i_]d__YWdj _d j^[ioij[c _Y jof[e\ BA9 %

m^_Y^ _i YWki[Z Xo fhe&_d\bWc c Wjeho Yojea_d[i AD&*%AD& WdZ LF >&U "Mc çWhia W

Hhki[a&kZa_[m_Yp +) *) %f' *2# L^[i[jof[i e\ Yojea_d[i h[ZkY[j^[i[Yh[j_ed e\ ]hemj^

^ehc ed[i \hec j^[f_jk_jWho]bWdZ WdZ Z_h[Yjbo Wj ji ed j^[ ]hemj^ fbWj[i e\ bed] Xed[i'

Ad\bWc c Wy_ed Wie Z_ihkfji XheeZ Y_hYkbWy_ed _d j^[W\[Yj[Z `e_dji%bc _j_d] j^[ikffbo e\ eno][d WdZ dkjh_[dji je]hemj^ fbWj[i e\ j^[bed] Xed[i' H[h^Wfi \ehj^[iWc[h[Wedi e\ ]hemj^ h[jWhZWy_ed%Z[bWo[Z i[nkWbc WjkhWy_ed _i \ekdZ _d fWj_[dji Z_Wdei[Z m_j^ BA9 % f[h^Wfi fhel_Z_d] [nfbWdWy_ed \eh: kh_Wb*, Ö i_p[%^W[%WdZ ef[d c [jWf^oi_i ed j^[h]^j fkX_i WdZ _dYec fb[j[\ki_ed _Z[dj__[Z _d j^[_hij WdZ i[YedZ iWYhWb l[hj[XhW["Mc çWhiaW Hhki[a&kZa_[m_Yp +)*) %f' +*#

L^hek]^ j^[Yec X_dWy_ed e\ j^[i[c kb_j_fb[\WYjehi&f[j_[i_p[%ef[d c [jWf^oi_i ed j^[h]^j fkX_i%_dYec fb[j[\ki_ed e\ j^[h]^j _b_WYWh[ij WdZ j^[_hij WdZ i[YedZ iWYhWb l[hj[XhW[%WdZ j^[X_hem_d] WdZ Yh[Wic WW]_di e\ j^[WkhYkbWh ikh\WY[i&: kh_Wb*, Ö Wy[_i [ij_c Wy[Z je X[Woekd] WZkbj' O^_b[Wbj^[b[i_edi Wh[Yedi_ij[dj m_j^ h^[kc Wje_Z Wj^h_j_i "J9#%j^[[l_Z[dY[ik]][ij_d] j^Wj: kh_Wb*, _i Woekd] [h WZkbj mekbZ c Wa[j^[Z_Wdei_i e\ BA9 Wfeii_X_b_jo%Zk[je ^em i[l[h[j^[eij[ebo j_Y b[i_edi Wh[' <[if_j[j^[i[eXi[hlWy_edi%Z_\\[h[dj_Wy_d] X[jm[[d J9 WdZ BA9 _i dej feii_Xb[%Wi j^[[nWYj Wy[i^[X[]Wd [nf[h_[dY_d] ioc fjec i Wh[kdadem d'

A_i Wie dej[mehj^o j^Wj f^ejei e\ : kh_Wb*, _d i_jk i^em WbX[n[Z XkhWb%m_j^ Xej^ b[]i X[dj Wj j^[ad[[i' 9\j[h [nYWWy_ed%d[_j^[h ad[[`e_dj ^W ikhl_l[Z4Xej^ Z_ijWb \[c khi Wh[^_]^bo \hW]c [dj[Z WdZ Xej^ j_X_W[Wh[Yec fb[j[bo c _ii_d] j^[fhen_c Wb*Ü' L^_i eXi[hlWy_ed X[]i j^[gk[ij_ed _\ : kh_Wb*, Ö ad[[i m[h[Wdaobei[Z%WYec c ed ioc fjec e\ J9 WdZ BA9 "9k\Z[h^[_Z[E Wj_d *221%f' *)*# FoshsZ_"+)*, #ik]][iji j^Wj j^[\b[n[Z XkhWb_i Wh[ikbj e\ j^[XeZo ^Wl_d] X[[d mhWff[Z _d Wi ^hekZ%ehm[l[h% j^_i j^[i_i [nfbeh[i j^[feii_X_b_jo e\ Wdaobei_i WiWYedjh_Xkj_d] \WYjeh "+/)#

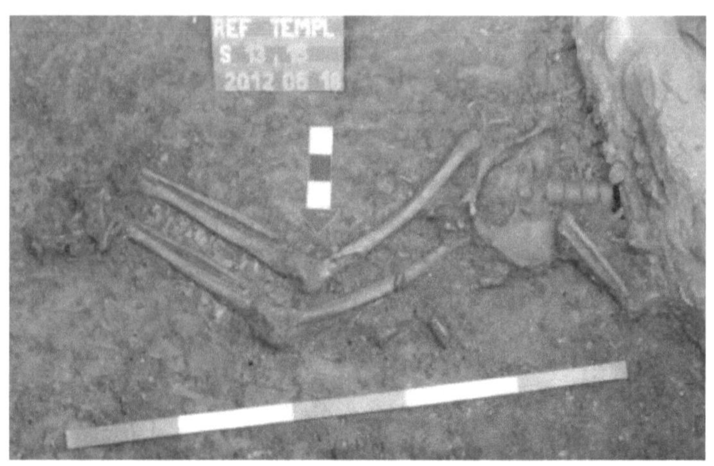

>]kh[,) 3: kh_Wb*, _d i_jk _d WY[n[Z Xkh_Wbfei_j_ed "H^eje fhel_Z[Z Xo <h' BedWj^Wd
: [j^WbZ#

* %2/. & 5:2*3%2*05692

<[if_j[j^[dkc [hek i Yehh[bWj_edi X[jm[[d fW j^ebe]_YWb b[i_edi WdZ WZ_Wj dei_i \ehJ 9 %WZ \\[h[dj_WbZ_Wj dei_i _i fhel_Z[Z' Gj^[h `e_dj Z_i[W[i je Yedi_Z[h _dYbkZ[ ]ekj WdZ i[hed[]Wj_l[ ifedZobeWhj^hefWj^_[i%W m[bbW W\[m _d\[Yj_eki Z_i[W[i' L^[h[ Wh[ c Wdo i_c_bWh_j_[i \ekdZ _d j^[ fWj^ebe]_YWb b[i_edi ed : kh_Wb*, WdZ ioc fjec i e\ ]ekj% _dYbkZ_d] j^[ f[h_Wj_YkbWh eij[eboj_Y b[i_edi \ekdZ _d j^[ E ; H WdZ E LH`e_dji%W m[bbW j^[feii_XbjoYe\ khWj[Z[fei_ji _d j^[ad[[i WdZ _dj[h h[j[XhWb YWhj_bW]["9 k\Z[h^[_Z[E Wbj_d *221%' **)# <[if_j[j^[i^Wh[Z febo Wj_YkbWh dWjkh[%ekj hWj^[ho _dl eb[i j^[iWhe_b_WY`e_dji WdZ Ze[i dej YWki[eij[efeheh_i "; hWi ? embWdZ +) *. %f' +1# L^[YWhj_bW][Z[ijhkYj_ed e\ ]ekj _i l[ho i_c_bWh je [hei_l[eij[eWhj^h_j_i4^em[l[h%j^_i Z_i[W[

_i Yed_d[Zje j^[^WdZi%e Wi_d] Xej^ Z_i[W[i Wd _dYec fWj_Xb[Z_W]dei_i \eh: kh_Wb*, "9 k\Z[h^[_Z[E Wj_d *221%f' *)2#

K[hed[] Wj_l[ifedZobe Wj^hef Wj^_[i h[fh[i[dj W] hekf e\ Wj^hj_YZ_i[W[i%kY^ W fieh_Wj_YWj^hj_i "Hi9 #%Wdaoblei_d] ifedZobj_i%WdZ J[_j[hÖ iodZhec ['Ad Wbbj^[i[Z_i[W[i%j^[h[_i Wj[dZ[dYo \ehif_dWb_dl eld[c[dj e\ j[dZed WdZ b]Wc[dj _di[hj_edi%dej Wj_YkbWh ikh\WY[i "J eX[hji E WdY^[ij[h+))0%f' *,.# O^_b[fieh_Wj_YWj^hj_i fheZkY[i i_c_bWh eij[ebo j_Yb[i_edi je BA9 WdZ h^[kc Wje_Z Wj^hj_i "J9 #%Y^Wd][i WieY_Wj[Z mj^ Hi9 Wh[Yed_d[Zje [dj^[i[Wb Y^Wd][i%m^_Y^ _i _dYedi_ij[dj mj^ j^[Wj_YkbWh Y^Wd][i eX][h[Z _d: kh_Wb*, "9 k\Z[h^[_Z[E Wj_d *221%f' *)-# Hi9 Wbie fheZkY[i kd_gk[eij[ebo j_Yb[i_edi _dj^[^WdZi WdZ \[[j YWhh[Z Wj^hj_i c kj_bWdi%m^_Y^ Z[l[bef WÑ[dYb _d YkfÖ\ehc Wj_ed' O^_b[: kh_Wb*, Ze[i ^W[i[l[h[boj_Yb[i_edi ed j^[^WdZi WdZ \[[j% j^[h[_i de ÑjW[h_d] e\\Ö[l_Z[dY[e\ Wj^hj_i c kj_bWdi' 9dej^[h_dYedi_ij[dYo mj^ Hi9 W WZ_W]dei_i \eh: kh_Wb*, _i j^Wj eij[ef[d_W_i kikWbo WX[dj _d Hi9 %m^_b[_j _i W ^WbbcWha e\ BA9 WdZ J9 "9 k\Z[h^[_Z[E Wj_d *221%f' *)-#

Ad\[Yj_eki Z_i[W[i j^Wj Wh[je X[Yedi_Z[h[Z \eh: kh_Wb*, _dYbkZ[jkX[hYkbei_i "L: #WdZ b[fheio' 9bj^ek]^ L: Ze[i fheZkY[eij[ebe]_YWb b[i_edi j^Wj h[i[c Xb[Wj^hj_i% _j _i kdb_a[bo j^Wj: kh_Wb*, ik\\[h\ hec jkX[hYkbei_i%Wi L: b[i_edi Wh[Yec c edbo c ede Wj_YkbWh "J eX[hji E WdY^[ij[h+))0%f' *11# ;edi_ij[dY[i mj^ WL: Z_W]dei_i _dYbkZ[l[hj[XhWb XeZo YebbWfi[WdZ eij[ef[d_W%em[l[h%l[hj[XhWb XeZo YebbWfi[W WieY_Wj[Z mj^ L: kikWbo _i Z_W]dei_Ye\ HejjÖ Z_i[W[' Ad HejjÖ Z_i[W[%j^[l[hj[XhW[YebbWfi[Wdj[h_ehbo WdZ j^[h[_i i[l[h[Xedo _nW_ed "J eX[hji E WdY^[ij[h+))0%f11&f' *12# L^[_j^ bkc XWi l[hj[XhW[YebbWfi[_d: kh_Wb*, _i feij[h_eh%e eh[fheXWXb[e\ eij[efehei_i j^Wd WXi Y[ii \ehc Wj_ed' >khj^[hZ[l_Wj_edi \hec WL: Z_W]dei_i _dYbkZ[j^[

\Wj j^WL: e\ j^[[bXem _i hWW[WdZ m_j^ekj j^[jof_YWb ^WdZ [hei_edi eXi[hl [Z _d J 9 "; hWi ? embWdZ +) *. %f' +1#

; edi_ij[dY[_i m_j^ b[f hei o _dYkZ[eij[eboj_Yh[c eZ[b_d] e\ j^[f hen_c Wb f^WbWd] [i% [jWYWf Wi %WdZ c [jWYWhi Wi %W m[bb Wi f[h_eij_j_i WdZ eij[efehei_i' Kjh_a_d] Z[l _Wj_edi WW[m_jd[ii[Z% em[l [h%_d j^Wj: kh_Wb*, Ö eij[eboj_Yb[i_edi e\ j^[^WdZi WdZ \[[j Ze dej h[i[c Xb[j^[Z_ij_dYj_l [%fe_dj[Z \[Wjkh[e\ b[f hei o' K_c _bWbo% eij[ec o[b_j_i _d\[Yj_ed _i Yec c ed WdZ i[gk[ijhWj_ed e\ j^[d[Yhej_YXed[4d[_j^[h e\ j^[i[\[Wjkh[i WW[eXi[hl [Z _d Wdo e\ j^[eij[eboj_Yb[i_edi ed : kh_Wb*, "9 k\Z[h^[_Z[E Wj_d *221%f' *. *#

O _j^ Wbj^[WXel [Z_Wj_dei[i Yedi_Z[h[Z% j^[febo Wj_YkbWh eij[eboj_Yb[i_edi fh[i[dj ed : kh_Wb*, Ö `e_dj ikh\WY[i Wh[ jof_YWb e\ h^[kc Wje_Z Wj^h_j_i "9 ff b[Xo [j Wb +)*. %f' +) # L^_i Z_Wj_dei_i _i ikf f ehj[Z Xo j^[ i[l [h[ b[l [be\ eij[eboj_Yb[i_edi fh[i[dj ed d[Wbo [l [ho `e_dj ikh\WY[% j^ek] ^ X[_d] [nj h[c [bo fhedekdY[Z ed j^[E ; H WdZ E LH `e_dji' <_Wj dei_i e\ ej^[h Z[] [d[hWj_l [ `e_dj Z_i[Wi[i WdZ _d\[Yj_eki Z_i[Wi[i _i kdb_a[bo Zk[je j^[Z_ij_dYj Y^WhWYj[h_ij_Ye\ eij[eboj_Yb[i_edi fh[ZkY[Z Xo B9 WdZ J 9' O _j^ j^[W Wb_WXb[[l_c [dji W [l _Z[dY[%j^_i Z_Wj dei_i ik]][iji j^Wj: kh_Wb*, mW Wo ekd] WZkbj \[c Wb[m^e ik\\[h[Z j^[ioc fjec i e\ J 9 \ehc Wdo o[Wi fh_ehje ^[h Z[Wj^'

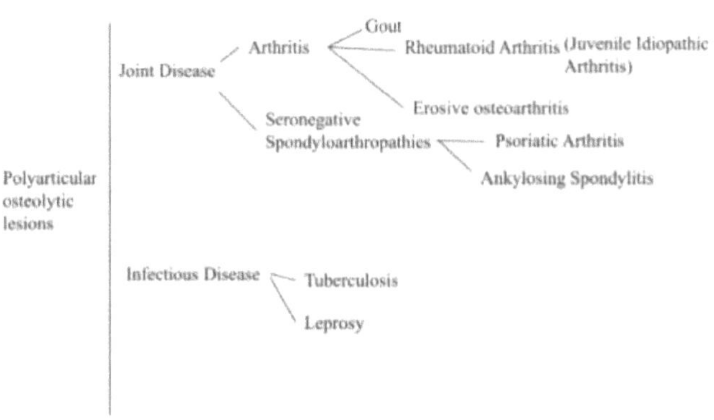
Polyarticular osteolytic lesions
Joint Disease
Arthritis
Gout
Rheumatoid Arthritis (Juvenile Idiopathic Arthritis)
Erosive osteoarthritis
Seronegative Spondyloarthropathies
Psoriatic Arthritis
Ankylosing Spondylitis
Infectious Disease
Tuberculosis
Leprosy

[33] This term references the physiological phenomenon that everyone will experience disease and illness differently, despite being affected by similar biological pathologies.

W]k[i j^Wm^[d WZ i[W[_i _Z[dj_[Z _d Xed[%j^[Yec c ed ioc fjec i e\ [nfh[ii_ed YWd X[_d\[hh[Z [l[d _\ j^[h[_i de Z_h[Yj [l_Z[dY[' K^[mh_j[i j^Wj%Yb_d_YWbbo[nfh[ii_ed ik]][iji j^Wj _c fWhj ed \kdYj_ed_d] YWd WX_bjo _i ba[bo je ^Wl[c Wd_\[ij[Z m[bb X[\eh[Seij[ebe]_YWb _dZ_YWj_ehi e\ Z_i[Wi[\ehc TÉ WdZ j^[Y^Wd][d][b[i _d [ij_c Wj_d] m^[d Z_i[Wi[ioc fjec i _hij X[] Wd je [nfh[ii%c Wa_d] j^[X[]_dd_d] e\ YWi["L_bb[o +)*. %f' 0.#

L^[_hij i_]d e\ Wj^hWb]_W "'e_dj ij_\\d[ii#c Wai j^[[dZ e\ j^[fh[Yb_d_YWb Z_i[Wi[WdZ fh[Y[Z[i j^[edi[j e\ iodel_j_i' =Wbbo fh[i[djWj_edi e\ J9 _dYbkZ[c _bZ ioij[c _YWdZ Wdj_YkbWhi_]di WdZ ioc fjec i' Koij[c _Y_dZ_d]i _dYbkZ[\Wj_]k[%m[_]^j beii%WdZ bem&]hWZ[\[l[h' 9hj_YkbWhioc fjec i c eij e\j[d X[]_di m_j^ ij_\\d[ii%fW_d%WdZ im[bb_d] e\ j^[ic Wbb `e_dji e\ j^[ ^WdZi WdZ \[[j _d Wioc c [jh_YZ_ijh_Xkj_ed%_dYbkZ_d] j^[ c [jWYWhfef^WbWd][Wb "E ; H# `e_dj%fhen_c Wb _dj[hf^WbWd][Wb "H?H#%WdZ c [jWjWhief^WbWd][Wb "E LH# `e_dji ">_h[ij[_d [j Wb +)+*%f' *+, 2# O ^_b[ [l_Z[dY[ \eh ba[bo `e_dj fW_d WdZ ij_\\d[ii YWd X[_d\[hh[Z \hec j^[eij[ebe]_YWb[ijhkYj_ed \ekdZ ed Wbb E ; H%H?H%WdZ E LH `e_dji%Wc eZ[be\ YWi[Wi _dYbkZ[i Yedi_Z[hWj_edi \eh][d[hWb \Wj_]k[%m[_]^j beii%WdZ Wbem&]hWZ[\[l[h%Z[if_j[j^[h[X[_d] de Z_h[Yj [l_Z[dY[je ikffehj j^[i[ioc fjec i' : eZo ioij[c i W\[Yj[Z _c c [Z_Wj[bo \ebbem_d] j^[fh[Yb_d_YWb ijW][_dYbkZ[j^[i[dieho%ce]d_j_l[%WdZ c ki Ykbe&ia[b[jWb ioij[c i'

L^[fhe]h[ii_ed e\ J9 je Z[l[bef \hec `kij c _bZ _d\bWc c Wj_ed je Wd WjjWYa ed `e_dji eYYkhi edY[L&Y[bb f[h Y[bbi WdZ Wdj_XeZ_[i Wh[[dj[h[Z _dje Yeh_YkbWj_ed%_dY[j^[o Wh[Z_h[Yj[Z je j^[`e_dji' L^[h[%L&Y[bbi i[Yh[j[ Yojea_d[i ba[ _dj[h\[hed& WdZ _dj[hb[ka_d&0%m^_Y^ fheYkh[i c eh[ c Whef^W][i je [dj[h j^[ `e_dj if WY["Gic ei_i +)+)% , 3+1# E Whef^W][i m_bb j^[d fheZkY[[l[d c eh[_d\bWc c Wjeho Yojea_d[i%ba[jkc eh d[Yhei_i \WYjeh%LF>&ë%dj[hh[ka_d&* WdZ _dj[hh[ka_d&/ %m^_Y^ meha je][j^[h m_j^ j^[L&Y[bbÖ Yojea_d[i%je YWki[iodel_WbY[bbi je fheb_\[hWj["Gic ei_i +)+)%3--# L^[fheb_\[hWj_d] iodel_kc [l[djkWbbo Z[l[befi Wj^_Ya%mebb[d%e [c XhWd[m_j^]hWdkbWj_ed c WZ[e\ _XheXbWji%e oe_XheXbWji%WdZ _d\bWc c Wjeho Y[bbi%YWbb[Z WfWdki' L^[Z[l[befc [dj e\ j^_i fWdki _i m^Wj[heZ[i j^[Xed[m_j^_d j^[W\[Y[Z `e_dj "Gic ei_i +)+)%3)1#

GdY[fWd_^W X[[d _Z[dj__[Z _d j^[ic Wbb[h `e_dji% kh_Wb*, b_[bo [nf[h_[dY[Z Wd _di_Z_eki edi[j e\ _d\bWc c Wjeho Whj^h_j_i' 9 d _di_Z_eki Z_i[Wi[edi[j _c fWYji .. &. e\ WbbJ 9 fWj_[dji' Be_dj fW_[hd _i ioc c [jh_YWdZ _i WYYec fWd_[Z Xo c ehd_d] ij_\\d[ii%W ioc fjec j^Wj YWd bWij kf je i[l[hWb ^ekhi ">_h[ij[_d [j Wb +)+*%f' *+, 2# Gj^[h Y^WhWYj[h_ij_Yioc fjec i e\ Wd _di_Z_eki edi[j e\ J 9 _dYbkZ[fWd_ WdZ im[bb_d] e\ j^[`e_dji%j[dZ[hd[ii%_dYh[W[Z mWhc j^%bc _j[Z hWd][ e\ c ej_ed%WdZ Z__Ykbjo ki_d] ^WdZi WdZ(eh \[[j ">_h[ij[_d [j Wb +)+*%f' *+-)# Heeb_\[hWj_l[ iodel_kc [l[djkWbbo Z[ijheoi ikhhekdZ_d] b_]Wc [dji%j[dZedi%WdZ Xedo [hei_edi%b[WZ_d] je `e_dj ikXbknWj_ed% Z_ibeYWj_ed%WdZ _d : kh_Wb*, Ö YWi[%fheXWXbo Xedo WdaobeiI[i e\ j^[ad[[i WdZ j^[i[YedZ jWhiec [jWYWhi Wb "LE L#`e_dj e\ j^[h[\j \eej ">_h[ij[_d [j Wb +)+*%f' *+-+# : kh_Wb*, Ö _hij c Wehioc fjec e\ ad[[_dleb[c [dj _i b_a[bo je ^Wl[X[[d beii e\ \kbb[nj[di_ed4 beii e\ ad[[c el[c [dj h[ikbji _d ikXijWdj_WbZ_iWX_b_jo ">_h[ij[_d [j Wb +)+*%f' *+-, #

L^[eij[eboj_Y b[i_edi ed Xej^ e\ : kh_Wb*, Ö ^WdZi ik]][ij j^[\ehc Wj_ed e\ W : ekjedd_vh[Z[\ehc _jo%Wh[Ye]d_p[Z Wij_YkbWhZ[\ehc _jo c Wd_\[ijWj_ed e\ J 9 _d j^[^WdZi ">_h[ij[_d [j Wb +)+*%f' *+-, # L^_i jof[e\ Z[\ehc _jo _i YWki[Z Xo HAH \b[n_ed WdZ ^of[h[nj[di_ed e\ j^[Z_ijWb _dj[hf^WbWd][Wb `e_dj "<AH# L^_i c Wo ^Wl[YWki[_iik[i m_j^ f[h\ehc _d] c ejehia_bbi%ikY^ Wi Xkjjed_d] i^_hji eh ^ebZ_d] _j[c i'

Gij[eboj_Yb[i_edi \ekdZ _d Xej^ e\ : kh_Wb*, Ö \[[j c Wo ^W[fheZkY[Z WÇYeYa kfÉZ[\ehc _jo%m^_Y^ _i fbWdjWhikXbkn Wj_ed e\ j^[c [jWjWhi Wb^[WZi Wj[h E LH`e_dji X[Yec [ _dl eb [Z' Ç; bWmÉZ[\ehc _j[i Wb[ fheZkY[Z m^[d HAH`e_dji _d j^[je[i Wh[W\[Yj[Z4 fh[iikh[d[Yhei_i WdZ YWbbki \ehc Wj_ed ed fbWdjWhikh\WY[i YWd Z[l [bef m_j^ ikXbkn Wj_ed e\ j^[c [jWjWhi Wb^[WZi%WdZ YbWm Z[\ehc _j[i YWd fheZkY[fh[iikh[kbY[hi ed j^[Zehi Wbikh\WY[i e\ HAH`e_dji' E [jWjWhi WbikXbkn Wj_ed b[WZi je _dYh[W[Z fh[iikh[ ed j^[ E LH`e_dji%m j^ Wi[diWj_ed Z[iYh_X[Z W ÇmWba_d] ed c WhXb[i'É 9 i Wh[ikbj e\ \eh[\eej WdZ E LH_dl eb [c [dj%fWd _i [nf[h_[dY[Z Zkh_d] fki^&e\\ ijh_Z_d] WdZ h[ikbji _d Wj[h[Z]W_j c [Y^Wd_Yi ">_h[ij[_d [j Wb +)+*%f' *+-, &-# A_i _c fehjWdj je dej[j^Wj : kh_Wb*, b_a[bo [nf[h_[dY[Z fheXb[c i m_j^ mWba_d]%Wij^ek]^ j^[i[fheXb[c i mekbZ ^W[Z_iWf[Wh[Z edY[i^[de bed][h^WZ j^[WXb_jo je X[dZ ^[h ad[[i' <_h[Y j [l _Z[dY[\eh ijhk]]b[i m_j^ mWba_d] _i Z_iY[hd[Z dej edbo \hec j^[eij[eboj_Yb[i_edi \ekdZ ed E LH WdZ HAH`e_dji \hec Xej^ \[[j%Xkj Wbie j^[ Xedo Wdaobei_i \ekdZ W\[Yj_d] j^[ LE L `e_dj'

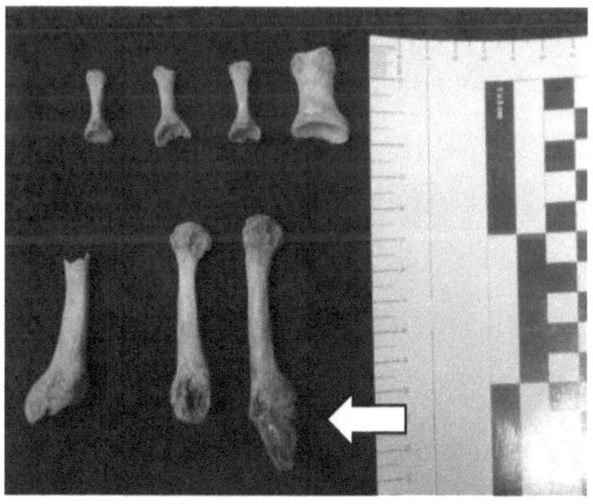

>]kh[,+3 D[\j \eej%Wdaobei_i e\ j^[LE L `e_dj

9 bj^ek]^ j^[h[_i de Z_h[Yj [l_Z[dY[\eh j^[Z[l[befc[dj e\ h^[kc Wje_Z ikXYkjWd[eki deZkb[i ed : kh_Wb*, %W j^_i l WYYkbWj_p[Z YebbW][d WdZ [njhWY[bbkbWh c Wjh_n mekbZ ^W[Z[Yec fei[Z m_j^ de jhWY[%h^[kc Wje_Z deZkb[i Wh[l[ho Yec c ed je Z[l[bef ed [nj[diehikh\WY[i%dej WXbo j^[[bXem%^WdZi%WdZ \[[j ">_h[ij[_d [j Wb +) +*%f' *+- *# L^[i[deZkb[i YWd Wbie Z[l[bef _d [njhWWhj_YkbWh Wh[W%ikY^ W _d j^[bkd]i eh ed j^[l eYWb YehZi WdZ c Wo YWki[fhe]h[ii_l[^eWi[d[ii e\ j^[l e_Y[' >ehj^[h^[kc Wje_Z deZkb[i j^Wj Z[l[bef [nj[hdWbbo%j^[o Wh[eXi[hl WXb[WdZ jWd]_Xb[b[i_edi j^Wj c Wo X[[_j^[h c eX_b[eh WZ^[h[dj je kdZ[hbo_d] ijhkYjkh[i' L^[o Wh[Y^WhWYj[h_p[Z Xo WY[djhWb d[Yhei_i e\ j^[Yedd[Yj_l[j_iik[c Wjh_n WdZ Wh[Yec fei[Z e\ ic Wbb%_d\bWc c Wjeho Y[bbi%m^_Y^ ik]][iji j^Wj h^[kc Wje_Z deZkb[i Wh[W\ehc e\ ic Wbbl[ii[bl WiYkb_j_i ">_h[ij[_d [j Wb +) +*%f' *+- -# L^[fh[i[dY[e\ h^[kc Wje_Z deZkb[i fkji f Wj_[dji Wj _dYh[Wi[Z h_ia \eh XWYj[h_Wb _d\[Yj_ed WdZ Y^hed_Ydedd&[Wb_d] kbY[hi%b[WZ_d] je ia_d _d\[Yj_edi ">_h[ij[_d [j Wb +) +*%f' *+- . # =l[d j^ek]^ h^[kc Wje_Z deZkb[i mekbZ dej ^Wl[X[[d j^[edbo f^oi_YWb WdZ eXi[hl WXb[Y^WhWYj[h_ij_Ye\ : kh_Wb*, Ö Z_i[Wi[%Yedi_Z[h_d] Wdo h^[kc Wje_Z deZkb[i Wh[_c fehjWdj%W j^[o YekbZ ^Wl[Yedjh_Xkj[Z je : kh_Wb*, Ö f[hY[fj_ed e\ ^[hi[b\%j^[hÖ f[hY[fj_edi e\ ^[h%eh ^[h WXbbjo je \kdYj_ed _d ^[hi eY[jo "L_bb[o KY^h[da +) *0%f' *#

Gl[hWbb%J 9 _i m[bbh[Ye]d_p[Z \eh ioij[c _YXed[beii4j^[_dYh[Wi[e\ fhe& _d\bWc c Wjeho Yojea_d[i j^Wj fhec ej[eij[eYbWij Z_\\[h[dj_Wj_ed YWki[i Xed[h[iehfj_ed WdZ [l[djkWbbo eij[efehei_i%m^_Y^ _i eXi[hl [Z _d : kh_Wb*, ' O [Wd[ii _i W] [d[hWb ioc fjec e\ J 9 4jhk[c kiYb[f Wj^ebe]o%_dYbkZ_d] iWhYef[d_W%YWd eYYkh _d J 9 X[YWki[e\ Z[YedZ_j_ed_d]%_d\bWc c Wjeho fheY[ii[i%ehjof[AAc kiYb[Wjhef^o ">_h[ij[_d [j Wb

+)+*%' *+-. # <k[je j^_i ioij[c _YWdZ feboWj_YkbWhdWjkh[%J9 YWd d[]Wj_l[bo _c fWYj f^oi_YWb\kdYj_ed_d] WdZ ^[WbjW^&ba[bbWj[Z gkWbjo e\ b_\[">_h[ij[_d [j Wb +)+*%' *+-/ #

: kh_Wb*, Ö Z_i[W[fhe]h[ii_ed i^emi Z_h[Yj [l_Z[dY[j^Wj ikffehji Y^Wd][i je j^[c ki Ykbe&a[b[jWb%[diehbo%WdZ Ye]d_j_l[XeZo ioij[c i' L^[i[ioc fjec i m[h[[nf[h_[dY[Z Wj Wc eZ[hWj[je i[l[h[b[l[bWdZ j^[Zkh Wj_ed mW]h[Wj[hj^Wd i_n c edj^i' L^[h[c Wo ^Wl[X[[d Y^Wd][i je j^[YWhZ_el WYkbWh%[c Wjebe]_YWb%h[if_hWjeho%WdZ _dj[]kc [djWho XeZo ioij[c i' : kh_Wb*, [nf[h_[dY[Z fWd_%[h_eZi e\ bem&[hWZ[\[l[h% m[_]^j beii%Y[d[hWb \Wj_]k[%j_\\d[ii _d ^[h `e_dji "fWj_YkbWhbo _d j^[c ehd_d]#%WdZ [l[djkWbbo mekbZ d[[Z Wi_ijWdY[_d ki_d] ^[h ^WdZi%nWbaa_d]%WdZ feii_Xbo c Wo ^Wl[beij j^[WX_bj_o je mWba'

O_j^ j^[i[ioc fjec i e\ J9 _d c _dZ% kh_Wb*, Ö Ybd_YWb _c fbbYWj_edi \eh fWj^ebe]o [nWc _d[i j^[f^oi_ebe]_YWb _c fWYj e\ ^[hZ_i[W[je Z_iY[hd j^[ba[bo d[[Z[Z Wi_ijWdY[mj^ [ii[dj_Wb WYj_l_j_[i e\ ^[hZWbo b\[%kY^ Wc WdfkbWj_d] eX[Yji mj^ ^[h ^WdZi' L^_i a_dZ e\ Wi_ijWdY[_c fb_[i j^Wj i^[d[[Z[Z ^[bf \[[Z_d] ^[hi[b\% c WdW]_d] f[hiedWb ^o]_[d[%WdZ ^ebZ_d] (]hWf_d] iWd_jWho _j[c i "L_bb[o +)++# A ^[had[[i m[h[Wdaobei[Z% kh_Wb*, h[gk_h[Z Wi_ijWdY[\ehjhWdifehjWj_ed "\ehi^ehj WdZ bed] Z_ijWdY[i# W m[bbW Yedjhebb_d] ^[h XeZo fei_j_ed' J9 _c fWYji l Wh_eki XeZo ioij[c i WdZ j^[_h \kdYj_edi%h[ikbj_d] mj^ : kh_Wb*, Ö _dWX_bj_o je f[h\ehc Wj_edi _d W*UVYT HS*eh *L_WLJ[LK* mWb "L_bb[o +)*. %f' */+&*/. #

L^_i j^[i_i Yedi_Z[hi j^[\kdYj_edWb _c fWYji e\ _dijhkc [djWb WYj_l_j_[i WdZ ZWbo b_l_d] Z[c WdZi \eh: kh_Wb*, Xo [nWc _d_d] ^[hieY_eYkbjkhWb WY[WdZ i[n(][dZ[h h[bWj[Z [nf[Yj Wj_edi j^Wj Wh[jof_YWb \ehiec [ed[e\ ^[h WY[Ye^ehj _d c [Z_[l Wb LhWdioh Wd_W "L_bb[o +)*. %f' */. # A_i ba[bo j^Wj: kh_Wb*, d[[Z[Z Wi_ijWdY[_d c [[j_d] ZWbo&je&ZWbo

ieY_Wb[nf[YjWj_edi%kY^ W Y^Wd]_d] Yhej^[i \ehif[Y_YWbj_l_j[i%fWhj_YfWj_d] _d

^eki[^ebZ h[ifedi_Xbj_[i%ehel_Z_d]%ehikijWd_d] [Yedec _Yikffehj%d]Wj_d] _d

Yec c kd_jo [l[dji "ikY^ W Wj[dZ_d] Y^khY^#%WdZ c WdWj_d] _dj[hf[hiedWbh[bWj_edi^_fi

m_j^ j^ei[m^e jeea YWh[e\ ^[h' L^[h[Wedi m^o : kh_Wb*, b_a[bo h[gk_h[Z

WYYec c eZWj_ed m_j^ j^[i[_dijhkc [djWbWj_l_j_[i _i Zk[je ^[h b_c _j[Z hWd][_d c eX_bjo

WdZ][d[hWbXeZo \Wj]k[Zk[je ^[h b_c _j_d] fWj^ebe]o' L^_i c Wo ^W[b_c _j[Z ^[h

fWhj_Yf Wj_ed ed WieY_Wb%[Yedec _Y%WdZ h[b]_eki b[l[b >ehj^[l Wh_eki h[Wedi Z[i Yh_X[Z

WXel[%j^_i j^[i_i Wh]k[i j^Wj: kh_Wb*, h[Y_l[Z Wc eZ[hWj[je i[l[h[b[l[be\ YWh[\eh W

bed] f[h c ZkhWj_ed "7/ c edj^i#j^Wj mekbZ ^W[b_a[bo ijeff[Z Wj^[j_c [e\ ^[hZ[Wj^'

%#) JG@B' #TH2 E; <BE=* 8G<

9 c eZ[be\ YWh[\eh: kh_Wb*, ik]][iji j^Wj i^[mWi ieY_Wbo WdZ h[b]_ekibo

ikffehj[Z WdZ WYY[fj[Z m_j^_d j^[Yec c kd_jo' ; Wh[c eZ[bi _dYkZ[Z YWh[W Z_h[Yj

ikffehj WdZ YWh[W WYYec c eZWj_ed' : kh_Wb*, h[gk_h[Z Wi_ijWdY[_d Xej^ fheYkh_d] WdZ

dekhi^_d] ^[hi[b\ m_j^ \eeZ WdZ mWj[h&j^[fWj^ebe]_YWbb[i_edi ed ^[h ^WdZi%a d[[i%

Wdab[i%WdZ \[[j fhel_Z[h[Wedj je X[b[l[i^[YekbZ dej ^W[fWhj_Yf Wj[Z _d \Wc _d]

Wj_l_j_[i ehaj_Y^[d h[ifedi_Xbj_[i j^Wj m[h[Yec c ed fhWj_Y[i _d j^_i [[dj^ Y[djkho

LhWdioh WdW_W'DWpbel ipao [j Wb +) *1%2+&2+%f' *+-# >eh[nWc fb[%_d j^[[Whbo ijWj[i e\

J 9 % kh_Wb*, c _]^j ^W[X[[d WXb[je fWhj_Yf Wj[_d ^eki[^ebZ Y^eh[i \eh\eeZ

fheYkh[c [dj%Wkj j^[XeZ_bo c ej_edi h[gk_h[Z \eh dekhi^_c [dj mekbZ ^W[fhe]h[ii_l[bo

]ejj[d c eh[Z__Ykbj je Yec fb[j[Wj^[Wj^hj_Yb[i_edi Z[l[bef[Z je Wc eh[i[l[h[ijWj[

">_h[ij[_d [j Wb +)+*%f' *+-)# LemWhZi j^[[dZ e\ ^[h b\[% kh_Wb*, b_a[bo YekbZ dej ijWdZ WdZ feii_Xbo ^WZ jhekXb[_d c Wd_fkbWj_d] eX[Yji _d ^[h ^WdZi' L^[h[\eh[% ^[mekbZ ^W[h[gk_h[Z iec[ed[je]_[^[h \eeZ WdZ mWj[h \eh ^[h% W m[bbW Z_h[Yjbo \[[Z ^[h'

L^[\WYj j^Wj j^[Wkj^hj_Yb[i_edi Z[l[bef[Z je ikY^ Wi[l[h[fe_dj Wi]k[i j^Wj% Z[if_j[dej X[_d] WXb[je dekh_i^ ^[hi[b% kh_Wb *, ^HZ dekh_i^[Z&j^[h[\eh[% dekh_i^c [dj mekbZ ^W[^WZ je ^W[X[[d h[Y[_l[Z \hec Wd ekji_Z[iekhY[&WYYeh]_d] [h' L^_i Wf[Yj e\ YWh[h[gk_h[i Wj b[Wj ed[ej^[h f[hied je h[Ye]d_p[WdZ WYY[fj : kh_Wb *, Ö fhe]h[ii_l[bc_ j_d] WXbjo je ^[bf mj^]hem_d] WdZ Yeea_d] \eeZ% W m[bbW Z[YZ_d] je]hem WdZ Yeea \eeZ \eh ^[h' L^_i jof[e\ YWh[b_a[bo Z[l[bef[Z Wed]i_Z[j^[fhe]h[ii_ed e\ : kh_Wb *, Ö f Wj^ebe]o4 W ^[h WXbjo je]hem WdZ(eh Yeea \eeZ h[ZkY[Z% j^[W ekdj e\ YWh[h[gk_h[Z je Yec f[diWj[\ehj^_i _dYh[W[Z'

Ä_i feii_Xb[% Zk[je ^[h bc_ j[Z hWd][_d c eXbjo% j^Wj : kh_Wb *, h[gk_h[Z YWh[\eh c Wdj Wd_d] deh c WbXeZo j[c f[hWjkh[% WYbjWj_d] Yec \ehj% h[ij% WdZ ib[[f% WdZ [dikh_d] ^[h f^oi_YWbiW[jo "L_h[o +) ++# >eh[nWc fb[% WYY[ii_d] XbWda[ji ehj[dZ_d] je W _h[je m_ijWdZ j^[YebZ m_dj[hj[c f[hWjkh[i e\ j^[LhWdioh Wd_Wd XWi_d c Wo ^W[X[[d Z__Ykbj \eh : kh_Wb *, "? sbb+) *, % ' *, / # <[f[dZ_d] ed ^em bc_ j[Z ^[h hWd][e\ c ej_ed mW% Y^Wd]_d] XeZo feij_edi c Wo ^W[Wie h[gk_h[Z Wi ijWdY[' O ^_b[j^[h[_i de Z_h[Yj [l_Z[dY[je ik]][ij j^Wj : kh_Wb *, mekbZ X[kdZ[hj^[Wj e\ f^oi_YWbl_eb[dY[\hec ej^[h c [c X[hi e\ j^[Yec c kd_jo% ZWd][heki m_bZb_\[mW WdZ Yedj_dk[i je X[W j^h[Wj je f[efb[m^e b_l[_d j^[; Wf Wj^_Wd XWi_d' ; kh[dj_bo% j^[GZeh^[_Yec c kd_jo c [iiW[i Wbo Yec c kd_jo c [c X[hi 1_WKE K je mWd e\ heW _d]]h_ppbo X[Wi _d j^[jemd4 eX1 _eki bo% c [Z_[1 WbLhWdioh Wd_WZ Z dej ^W[j^_i j[Y^debe]o% mWh Wdj_d] j^[Wi]kc [dj j^Wj : kh_Wb *, mW b_a[bo fhej[Yj[Z Xo iec [ed[Wj Wdij j^[i[a_dZi e\ m_bZb_\["f[h Yec c kd_YWj_ed m j^ <h : [j^WZ#

L^[YWh[_dleb[Z_d c WdjWd_d] XeZo j[c f[hWjkh[%[dikh_d] feijkhWbWZkijc [dj%

WdZ fhel_Z_d] f^oi_YWbiWj[jo h[gk_h[i WYYWh[] _l [hje Z[Z_YWj[if[Y_WbpZ Wjj[dj_ed

jemWhZi : kh_Wb*, ' L^_i [n^Wkij_l [j^ehek]^d[ii h[gk_h[Z WYYWh[] _l [hje Y^[Ya ed : kh_Wb

*, l [ho e\j[d ehc WdjWd Wl ef[d b_d[e\ Yec c kd_YWj_ed m_j^ ^[hje [dikh[^[h

Yec \ehjWXb_jo' F ej edbo mekbZ adem h[Z] [WdZ Wjj[dj_l [d[ii je Y^Wd]_d] m[Wj^[h

fWjj[hdi X[h[gk_h[Z \ehc WdjWd_d] XeZ_bo j[c f[hWjkh[%Xkj j^[\bkYjkWj_d] \[l [hi

Yedi_ij[dj m_j^ J 9 mekbZ c Wa[j^_i jWia hWj^[hZ__Ykbj "> h[ij[_d [j Wb +)+*%f' *+, 2#

L^[YWh[] _l [h mekbZ Wbie ^Wl[je [dikh[: kh_Wb*, Ö Yec \ehjWXb_jo%kY^ W Y^Wd]_d] ^[h

XeZo fei_j_edi WdZ YedY[hdi \ehc WdjWd_d] ^o] _[d_YYedZ_j_edi _d X[Z' L^_i _i Wfh_c Wbo

YedY[hd \ehl Wb_eki h[Wedi%_dYbkZ_d] j^Wj_\ : kh_Wb*, mW dej WXb[je mWa%j^[mekbZ

h[gk_h[Wi_ijWdY[\ehj^[c WdjWdWdY[e\ XeZ_bo \bk_Zi WdZ [nYh[c [dj4j^_i YedY[hd _i

Yec fekdZ[Z \kh j^[hZk[je j^[_dYh[Wi[Z h_ia e\ XWj[h_Wb _d\[Yj_ed WdZ Y^hed_Y&

ded^[Wb_d] kbY[hi%m^_Y^ Wh[Yec c ed i_Z[&[\\[Yji e\ J 9 "> h[ij[_d [j Wb +)+*%f' *+-. #

Le kdZ[hijWdZ j^[im[bb_d] e\ j^[`e_dji%j[dZ[hd[ii%_dYh[Wi[Z mWhc j^%WdZ

b_c _j[Z hWd][e\ c ej_ed j^Wj : kh_Wb*, [nf[h_[dY[Z \ehc Wdo o[Whi%j^_i j^[i_i h[\[h[dY[i

Yec fWh_iedi je ^em ej^[hc [c X[hi e\ j^[Yec c kd_jo Z[Wj m_j^ i_c _bWh ioc fjec i' >eh

_dijWdY[%_d ^[h WdWboi_i e\ XWj^_d] h_jkWbi _d [_]^j[[dj^ Y[djkho LhWdiobl Wd_W%[^[h

"+) *2#Z_iYkii[i XWj^i%XWj^_d]%WdZ f[hiedWb ^o] _[d[h_jkWbi \eh Xej^ c [Z_YWb WdZ

h[b_]_edWbfkhfei[i "f' -, # K^[h[Yekdji j[ij_c ed_[i \hec Ajl sd @Wbc s] o_%Huj[h: eZ%

? ozh] o J [jj[] _%Ajl sd O [ii[budo_%WdZ Dsipby Kpua[bo je kdZ[hijWdZ ^em ^ej XWj^i m[h[

ki[Z \ehi[Wedf fh_d] \[l [hi WdZ Y^hed_Y _bbd[ii[i' >eh [nWc fb[%Dsipby Kpua[bo

ik\\[h[Z \hec Wekh&b[Wi bed] _bbd[ii j^Wj fheZkY[Z YebZ i^Wa[i4j^[h[\eh[%^[iWj _d W ^ej

XWj^ \eh ^ekhi je im[Wj j^[_bbd[ii WmWo' @[mhj[i%

Gd c o YebZ ZWb%Am[dj ekj je ^kdj ehh_Z[%WdZ W ieed W A\[bj AmW ijWj_d] je i^_l [h%Am[dj ^ec [gk_Yabo%bWb _dje j^[jkX%Xkj _j Wm Wi i^eea c [[l [d c eh[' =l [ho edY[_d Wm^_b[%AYedj_dk[Zj^_i%_jj_d] \eh W m^_b[_dj^[XWj^jkX%Aj[jj_d] ekj e\ _j \hec j_c [je j_c [%m[Wj_d] Whej Xkj ij_bbm_j^ekj Wdo ki[' ">[^[h+) *2%' -/#

: Wj^_d] WdZj^[hc Wbjh[Wjc [dji m[h[fefkbWh X[jm[[d E Wb WdZ K[fj[c X[hm^[d c _d[hWbifh_d]i m[h[WYY[ii_Xb[' >ebhem_d] ? Wh[d_Y^[Wj^ jhWZ_j_edi%Xo Zh_da_d] WdZ XWj^_d] _d dWjkhWbo eYYkhh_d] c _d[hWbifh_d]i%LhWdiobl Wd_Wd h[i_Z[dji X[b_[l [Zj^Wj j^[i[j^[hWf[kj_Yh[c [Z_[i fhel _Z[Z XWbWdY[je j^[\ekh XWi_Y^kc ehi e\ j^[XeZo WdZ fhel _Z[Zh[c [Zo \ehia_d Z_i[Wi[i%h^[kc Wj_ic %WdZ [o[fWdi ">[^[h+) *2%' -1&2#
LhWdiobl Wd_Wd h[i_Z[dji e\j[d Z_ff[Zj^[_hm^eb[XeZo eh`kij j^[W\[Yj[Z f Whj e\ j^[_h XeZo _dje j^[c _d[hWbifh_d]i' H^oi_Y_Wdi Z_h[Yj[Z f Wj_[dji je Zh_da j^h[[Ykfi e\ c _d[hWb mWj[h WZWb%m^_Y^ i^ekbZ c Wd[j^[c [nYh[j[mWj[WYb[Wj [_]^j j_c [i WZWb _d [\\ehj je h[XWbWdY[j^[^kc ehi' A Yedij Wdj XWj^_d] WdZ jh_fi je j^[c _d[hWbifh_d]i Z_Z dej Wb[l _W[ioc fjec i%ej^[hh[c [Z_[i ikY^ W XbeeZb[jj_d] %b[[Y^[i%Ykff_d] %Z_[ji%WdZ fkh]Wj_ed m[h[f[h\ehc [Z Xo f^oi_Y_Wdi ">[^[h+) *2%' -0#

L^[m_bb_d] d[ii je fWhj_Y_fWj[_dj^[i[a_dZi e\ YWh[X[^W_ehi c kij X[Wfh[Y_Wj[Z&j^[j_c [%c ed[o%WdZ WX_b_jo je jhWl [bje j^[c _d[hWbifh_d]i m[h[Yeijbo' Aj jeea ZWoi WdZ YWh[\kbfbWdd_d] \eh WkY[ii\kbjh_f je [dik[' G\j[dj_c [i%j^[heWZi je j^[ifh_d]i m[h[l [ho c kZZo WdZ Z__Ykbj je dWl _]Wj[' A WWl _bo Yekbl W\ehZ j%ehi[i WdZ YWh_Wj[i m[h[h[dj[Z \ehjhWdifehjWj_ed fkhfei[i4m_j^ekj W^ehi[WdZ YWh_Wj[%j^[dWjkhWbifh_d]i m[h[dej Wi[iiWXb[">[^[h+) *2%' -2# >eh\Wb_b[i m_j^ bem[h [Yedec _Y ijWjki[i%eec i \ehh[dj m[h[WWbWXb[ikhhekdZ_d] j^[ifh_d]i' : W[Zed j^[heYWj_ed e\ : kh_Wb*, Ö]hW[%Rieb Foshz_X[b_l [i i^[X[bed][Zje j^[f[WWdjho%m^_Y^ Wh]k[i j^Wj_\ : kh_Wb*, WdZ ^[h\We _bo fWij_YfWj[Z _d XWj^_d] hjkWi "Wj^ec [ehWj^[dWjkhWb ifh_d]i#%j^[i[Wij_edi mekbZ ^W[X[[d Yeijbo je j^[\We _bo'

9 c eZ[be\ YWh[\eh WYec c eZWj_d] : kh_Wb*, _dl eb [Z Wi_ij_d] mj^ fWij_YfWj_ed mj^_d j^[Yec c kd_jo ie j^Wj i^[YekbZ h[c Wd _dYbkZ[Z' O ^_b[j^[h[_i de Z_h[Yj [l _Z[dY[je ikffehj YWh[\eh WYec c eZWj_ed%j^[h[_i de [l _Z[dY[je ik]][ij j^Wj : kh_Wb*, mW ieY_Wbo ij_]c Wj_p[Z eheijhWY_p[Z' L^[h[\eh[%Wd WdWboi_i e\ c [Z_[l Wb LhWdiobl Wd_Wd b_\[ik]][iji j^Wj Y[hjW_d Wf[Yji e\ j^[b_l [Z [nf[h_[dY[YWd X[Yedi_Z[h[Z _d j[hc i e\ YWh[W WYec c eZWj_ed'

>eh_dijWdY[%>[^[hÖ "+) **# WdWboi_i e\ j^[[nf[h_[dY[e\ mec Wd^eeZ WdZ fh[]dWdYo _d c [Z_[l Wb LhWdiobl Wd_Wh[l [Wi j^Wj Wmec WdÖ ieY_Wb [n_ij[dY[_i Z[_d[Z Xo ^[h c Wj[hdWb fej[dj_Wb : o X[Yec _d] Wc ej^[h WdZ m_\[%Wmec WdÖ ieY_Wb [n_ij[dY[mW Wj[h[Z%WdZ i^[mekbZ j^[d X[_d j^[fei_j_ed je fheZkY[Y^_bZh[d%m^_Y^ m[h[l _[m[Z W% Ç? eZÖ]_\j%WdZ mW WXb[je i^em ^[h bel [WdZ Z[l ej_ed \eh ^[h \We _bo WdZ ^ki XWdZ j^_i mW "f' *, / # 9 bj^ek]^ j^[h[_i de mWo je adem% kh_Wb*, Ö YWf WXb_jo je Xhj^ WdZ hWi[Y^_bZh[d mekbZ ^W[X[[d ZhWj_YWbo h[ZkY[Z "_\ Wj Wbo feii_Xb[#i_c fbo Zk[je ^[h bc _j[Z hWd][e\ c ej_ed%h[] WdZb[ii e\ Wdo ej^[h Xebe]_YWb WdZ ieY_Wb \Wjehehij]c W>khj^[h%m^[d Wmec Wd]W[Xhj^%^[h \We _bo WdZ \h_[dZi mekbZ e\j[d ijWdZ WekdZ ^[h X[Z _d ikffehj ">[^[h+) **%f' *-) # A : kh_Wb*, m[h[je fWij_YfW[_d j^_i jof[e\ Yec c kd_jo ikffehj \eh^[h \h_[dZi eh \We _bo%^[h[gk_h[Z Wd WYec c eZWj_d] YWh[je X[jhWdifehj[Z je j^[Xhj^_d] hec WdZ h[fei_j_ed[Z ie j^Wj i^[YekbZ Yec \ehjWXbo i_j WdZ ikffehj ^[h \We _bo WdZ \h_[dZi'

Le WYec c eZWj[YWh[\eh : kh_Wb*, _d ej^[h ieY_[jWb [nf[h_[dY[i%c Wh_W][mekbZ ^W[h[gk_h[Z kd_gk[Yedi_Z[hWj_edi' >eh [nWc fb[%Wj[h j^[_d_j_Wb Y^kh Y^ i[h _Y[%

***

Yekhji^_f h_jkWi Wh[Yec fbj[Z WdZ oekd] Yekfb[i [nY^Wd][lemi' 9\j[hj^[lemi%kdY^ ehZ_dd[h_i i^Wh[Z X[jm[[d j^[\Wc_b_[i' ? Wc [i Wh[Wie fbWo[Z Wj j^[m[ZZ_d] %_dYbkZ_d] mh[Wj^ hkdd_d]%ad] hkdd_d]%WdZ _hYb_c X_d] ">[^uh+) *1%&' 02. # O h[Wj^ hkdd_d] WdZ h_d] hkdd_d] _dl eb [Zj^[X[ij ^ehi[i \hec [WY^ \Wc_bo je hWY[Wj Wdij [WY^ ej^[h je i[[m^e YWd][j je j^[mh[Wj^ ehh_d] _hij WdZ X[ji mekbZ X[fbWY[Z ed m^ei[^ehi[mekbZ m_d' >_hYb_c X_d] _dl eb [Zjme jh[[i je X[fh[f Wh[Zj^[ZWo X[\eh[4j^[o m[h[Y^eff[Z Zemd WdZ _n[Z ie j^Wjme jh[[i m[h[\Wj[d[Z je][j^[h' L^[jhkdai m[h[ ]h[W[Z m_j^ jWbem WdZ j^[ ]eWbe\ j^[ ]Wc [mWi je i[[m^e YekbZ Yb_c Xj^[ ]h[W[Z jhkdai _hij je Yeb[Yj Ybej^ WdZ m_d[j^Wj m[h[fbWY[Z Wj j^[jef e\ j^[jh[[i ">[^uh+) *1%&' 02/ # 9] Wd% X[YWki[e\ : kh_Wb*, Ö b_c _j[Z hWd] [e\ c ej_ed%&Wd%WdZ im[bb_d] e\ j^[`e_dji%X[hjWd WYec c eZWj_edi mekbZ ^W[^WZ je eYYkh_\ : kh_Wb*, fWhj_Y_fWj[Z _d j^[i[Yec c kd_jo [nf[YjWj_edi e\ c Wh_W]['

Al j[hc i e\ j^[m[ZZ_d] i[hl _Y[%WYec c eZWj_edi mekbZ X[WhhWd][Zje Wbem : kh_Wb*, je ijWdZ \eh[nj[dZ[Z f[h_eZ' 9 d [nWc fb[e\ Wd WYec c eZWj_ed _dYbkZ[i fhel _Z_d] WY^Wh <kh_d] j^[lemi%j^[c Wh_[Z Yekfb[meh[m^_j[WdZ _d j_Wbo j^[Xh_Z[Ö ^Wh mekbZ X[f_dd[Z kf' 9 \j[hj^[lemi%&[h^Wh mekbZ X[b[j Zemd WdZ X[`[m[b[Z m_j^ f[Whi ">[^uh+) *1%&' 020# <k[je j^[fW^ebe]_YWb[i_edi fh[i[dj ed ^[h ^WdZi% kh_Wb*, mekbZ ^W[d[[Z[Z ^[bf f_dd_d] WdZ kdf_dd_d] ^[h ^Wh' Adj[h[ij_d]bo% m^[d _j YWc [j_c [je [WjkdY^ WdZ(ehZ_dd[hm_j^ j^[\Wc _b[i% kh_Wb*, mekbZ ^W[dej h[gk_h[Z WYec c eZWj_edi%Wj^[Xh_Z[Ze[i dej [WjZkh_d] j^_i j_c [' >khj^[h%j^[Xh_Z[Ze[i dej fWhj_Y_fWj[_d j^[ZWdY_d] h_jkWi j^Wj eYYkh Wj j^[h[Wj_d]' >eh fWhj_Y_fWj_ed _d m[ZZ_d]]Wc [i%em[l [h%j_i kdba[bo j^Wj : kh_Wb*, mWi WXb[je hWY[^ehi[i eh Yb_c X jWbem&Yh[W[Z jh[[i&\ i^[ZZ%j fheXWXbo mekbZ X[W [ho f_d\kb[nf[h_[dY[' >_dWbo%

Zkh_d] j^[_hij d_]^j Wj[hj^[m[ZZ_d]%j^[Xh_Z[Y^Wd][i _dje Wi[fWhWj[Zh[ii je c Wa j^[Yec fb[j_ed e\ Yedikc c Wj_ed \eh j^[c Wh_W][">[^uh+)*1%f' 020# A : kh_Wb*, ^WZ]ejj[d c Whh_[Z%j^[mekbZ ^W[h[gk_h[Z Wi_ijWdY[_d Y^Wd]_d] ekj e\ ^[h d_]^j_Wb m[ZZ_d] Zh[ii je ^[h d_]^j Zh[ii' O ^_b[j^[h[_i de Z_h[Yj [l_Z[dY[o[j je ikffehj j^[_Z[Wj^Wj : kh_Wb*, ^WZ X[[d c Whh_[Z%Z_iYkii_d] YWh[W WWYec c eZWj_ed _d j^_i Yedj[nj _i ki[\kb \eh [nWc _d_d] j^[mWo c [Z_[l Wb Lh WdioblWd_Wdi ikffehj[Z [WY^ ej^[h _d _dijhkc [djWb ZWo_ WdZ(ehif [Y_Wb p[Z Wj_l_j_[i'

Al Wdej^[h _dijWdY[\eh YWh[W WWYec c eZWj_ed%j_ i h[WedWXb[je Wikc [j^Wj : kh_Wb*, Wj[dZ[Z j^[: z]zp J [\ehc [Z ; ^khY^%_dY[i^[mW Xkh_[Z _d j^[Y^khY^oWhZ' >kd[hWbo fhWYj_Y[i \eh @kd] Wh_Wd J [\ehc [Z ; ^khY^[i]hWdj[Z c _dij[hi j^[WX_bjo je]hWdj ehZ[do f[hc _ii_ed \eh _dZ_l_ZkWbi je X[Xkh_[Z _d i WdYj__[Z Y^khY^ Xkh_Wb] hekdZi% Xej^ _di_Z[WdZ ekji_Z[f^oi_YWbijhkYjkh[i' L^[_dYbki_ed e\ : kh_Wb*, Wc ed] i WYh[Z if WY[%QW_hc i j^Wj S^[Tm W dej YWj[]eh_p[Z _d j^[iWc [mWo Wi ieY_Wbo Z[l_Wdj WZkbji%f j^[h[\eh[%j^_i j^[i_i [nfbeh[i j^[[nf[YjWj_ed j^Wj : kh_Wb*, h[Y[_l[Z YWh[W WWYec c eZWj_ed je f Wj_Yf Wj[_d h[b]_eki Wj_l_j_[i ": [j^WZ [j Wb +)*2%f' +/, #

>eh[nWc fb[%kfed l_i_j_d] WdZ Wj[dZ_d] i[hl_Y[Wj j^[: z]zp L[c fbec %Af W_Z if[Y_YWj[dj_ed je j^[c el[c [dj WdZ fbWY[c [dj e\ f[efb[WdZ ^em j^[h_jkWbi e\ Y^khY^ i[hl_Y[mekbZ W\[Yj Wd _dZ_l_ZkWbi ik\\[h_d] m_j^ J 9' E Wdo Wf[Yji e\ j^[Y^khY^ i[hl_Y[mekbZ ^W[h[gk_h[Z YWh[W WWYec c eZWj_ed%_dYbkZ_d] mWba_d] kf je j^[Y^khY^Ö] Wj["m^_Y^ _dYbkZ[Z Wj[f#%^Wa_d] j^[^WdZ e\ j^[i[hl_Y[c [d fh_ehje i[hl_Y[%WdY Wd mWba_d] j^hek]^ j^[Y^khY^ Zeehi "m^_Y^ _dYbkZ[Z jme ij[fi#%WdZ Wd]b_d] c o XeZo je _j _dje WY^khY^ f[m' <kh_d] i[hl_Y[%j^[c [c X[hi e\ Y^khY^ \h[gk[djbo hi[WdZ ijWdZ \eh [nj[dZ[Z f[h_eZi e\ j_c [' : kh_Wb*, mekbZ ^W[h[gk_h[Z Wi_ijWdY[_d mWba_d] kf je j^[

Y^khY^%b _jj_d] _di_Z[Wf[m%WdZ mekbZ ^W[h[gk_h[Z ^[bf ijWdZ_d] WdZ i_jj_d] XWWa

Zemd c kbj_fb[j_c [i \ehj^[ZkhWj_ed e\ j^[i[hl_Y[' >khj^[h%j^[Y^khY^Ö c [c X[hi iWj_d

i[f WhWj[ ]hekfi&c [d% Wh[Z mec [d%m_Zem[Z mec [d%WdZ kdc Wh[Z]hekfi e\

f[efb[' <[f[dZ_d] ed m^e : kh_Wb*, mW m_j^%j^[Y^khY^ c _]^j ^W[^WZ je

WYYec c eZWj[^[h_d Wheem_d] ^[hje i_j _d Wd ej^[hm_i[_dWffhefh_Wj[fWhj e\ j^[Y^khY^'

Ad WYYehZWdY[m_j^ j^[c ehjkWho Yedj[nj%j^[i[jof[i e\ YWh[\ehZ_h[Yj ikffehj WdZ

WYYec c eZWj_ed Wh[Wf[Yji e\ c [Z_[l Wb Lh Wdi ol Wd_Wd b_\[j^Wj [c f^Wi_p[i j^[

m_bb_d]d[ii WdZ ba[b^eeZ j^Wj YWh_d] \ehej^[hi mWi dej edbo WXb[je X[Zed[Xkj mWi

YWh[Z ekj je j^[fe_dj e\ [nj[dZ_d] ikhl_l Wb_d ikY^ WmWo j^Wj mWi Wi e c [Wd_d]\kb'

O ^_b[YWh[\eh WYYec c eZWj_ed _i Wh]k[Zje X[_dYbkZ[Z _d : kh_Wb*, Ö c eZ[be\

YWh[%j^_i j^[i_i Wie Yedi_Z[hi Wh]kc [dji \ehj^[kdm_bb_d]d[ii je fhel_Z[_dijhkc [djWb

YWh[4Z_h[Yj [l _Z[dY[j^Wj Wh]k[i WjWdij j^[_dYbkd_ed je e\\[h YWh[_i \ekdZ _d >[^[hÖ

"+) *2# WdWboi_i e\ ; ekdj Dsipby Kpua[boÖ "*0*/ &*00+# WkjeX_e]hWf^o' Kpua[bo h[Yekdji

^_i c [c eh_[i e\ X[_d] dkhi[Z Xo ^_i c ej^[hÖ i[hl Wdj%E hi' ? Wh]yYp_%eh\ekhj[[d o[Whi

e\ ^_i b_\[' >[^[h mhj[i%Czkh_d] ^_i _d\Wdj&WdZ [Wbho Y^_bZ^eeZ%j^[Wkj^eh^_c i[b\ mW

Wie Yedj_dkWbo _d WijWj[X[jm[[d b_\[WdZ Z[Wj^%"f' 0) 1# Kpua[bo h[Yekdji%Z\hec j^[

l [ho X[]_dd_d]%hec c o Xhj^ kdj_bAmW Wc eij \ekhj[[d o[Whi ebZ%Aijhk]] b[Z

Yedj_dkekibo m_j^ Z_\\[h[dj Z_i[Wi[i%e A] h[m kf m[Wa_d] Yhej^[i c WZ[\ehc o \kd[hWb%

">[^[h+) *2%f' 0) 1# O ^_b[ijhk]] b_d] m_j^ [njh[c [\[l [h[hi%Kpua[bo b_ij[d[Zje E hi'

? Wh]yYp_Z_iYkii ^_i emd Z[Wj^ WdZ je m^Wj WhWd] [c [dji i^ekbZ X[c WZ[\eh^_i \kd[hWb

O ^_b[>[^[hÖ "+) *2# WdWboi_i i^ekbZ dej X[Wfb_[Z] [d[hWbbo jemWhZi Wbb

_dijWdY[i e\ YWh[_d c [Z_[l Wb WdZ [Whbo c eZ[hd Lh Wdi ol Wd_W%Kpua[boÖ WkjeX_e]hWf^o

fhel_Z[i WZodWdY _YWdZ Yekdj[h_d] f[hif[Yj_l[je j^[Wh]kc [dj c WZ[\eh YWh[ ]_l_d]

WXel [' A_i _c fehjWdjje dej[j^Wj Kpua[boÖ c [c eh_[i e\ h[Y[_l_d] YWh[Ze[i ikffehj j^[

\WYj j^Wj YWh[W Z_h[Yj ikffehj _dZ[[Z e YYkhh[Z _d j^_i h[]_ed4 j^[fhe]h[ii_l[dWjkh[e\

: kh_Wb*, Ö Wj^hj_Yb[i _edi Wie ikffehj j^[_Z[Wj^Wj i^[h[Y[_l[Z YWh[W Z_h[Yj ikffehj'

Al j[hc i e\ YWh[\eh WYYec c eZWj_ed% em[l [h% Kpua[boÖ c [c eh_[i i[hl [W Wf_lejWb

[nWc fb[j^Wj% m^_b[Wd _dZ_l _ZkWbc _]^j ^W[h[Y[_l[Z YWh[W Z_h[Yj ikffehj% YWh[\eh

WYYec c eZWj_ed c _]^j dej ^W[X[[d]_l[d W m_bd]bo W [nf[Yj[Z "Wb[Wj \hec c o

O [ij[hd _Z[ebe]_[i \eh YWh[ ]_l_d] fhWYj_Y[i# >ehj^[fkhfei[i e\ j^_i j^[i_i% em[l [h% W

Yedi_ij[dj j^[c [e\ _dj[]hWbYec c kd_jo ikffehj _i ki[Zje Wd]k[j^Wj: kh_Wb*, YekbZ ^W[

h[Y[_l[Z YWh[W WYYec c eZWj_ed% WdZ f[h^Wi _d j^[if[Y_Y _dijWdY[i Z[iYh_X[Z WXel [

"@Wjc Wdd [j Wb +) ++4 E ehdsh[j Wb +) *. #

%$ (D3 H<E9 @E>C8F?NE=) JC@8B! #

9 \j[h YWh[\kb Yedi_Z[hWj_ed% j^_i j^[i_i [nWc _d[i : kh_Wb*, Ö [c X[ZZ[Z b_\[mWo

[dl _hedc [dji je fheZkY[Wd eij[eX_e]hWf^o' : kh_Wb*, mWi b_l_d] W Wbekd] \[c Wb[_d

jm[bj^ je j^_hj[[dj^ Y[djkho c [Z_[l Wb Lh Wd io bl Wd_W _d j^[if[Y_Yjem d e\ : z]zp%

Kpua[bokZl Wh^[bo'

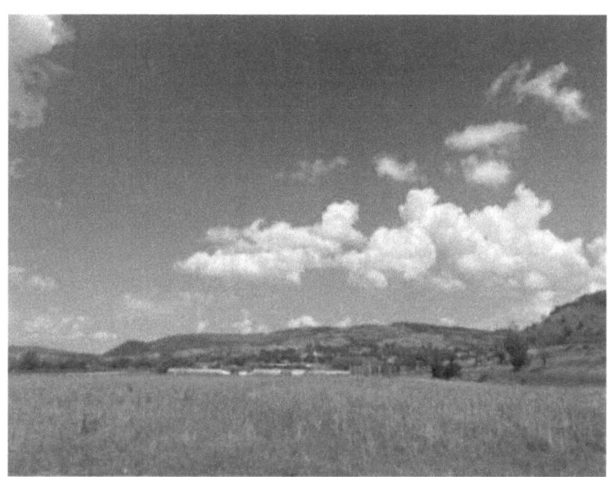

>_]kh[, , 3: z] zp%bkhhekdZ[Z Xo j^[; WfWy^_Wd E ekdjWdi

: kh_W*, b_a[bo b_l [Zed Wc Wb\Wc m_j^ Wed[ehjme heec ^eki[' Adi_Z[%j^[^eki[mW fheXWXbo ZWa WdZ YebZ%m_j^ ed[heec \eh Yeea_d] WdZ [Wj_d] %WdZ j^[ej^[h \eh bekd]_d] WdZ ib[[f_d]' L^[^eki[mekbZ ^Wl[je X[h[Xk_bj [l [ho o[Wi ehie% Wi j^[c Wj[h_Wbi ki[Z \eh Yedijhk Yj_ed YekbZ dej m_j^ijWdZ c eh[j_c [_d j^[i[WedWbh[ ]_ed' Gd j^[\Wc %j^[h[mW b_a[bo Wf Wjkh[\eh \hk_j WdZ Y[h[WbYhefi' Kc Wb Wd_c Wbi YekbZ X[a[fj%_d YbkZ_d] Y^_Ya[di %f_]i% WdZ c Wo X[WZeda[o "DWphel ipao +) * 1%f' 2+&2, #

; ^_Ya[di mekbZ fhel _Z[\[Wj^[hi WdZ []] i%m^_b[WZeda[o mekbZ X[ki[Z \eh beYWb jhWdifehj e\ b]^jm[_]^j fheZkYji ": Wjei_m_Yp [j Wb +) * 1%f' * +/ # L^[h[c Wo ^Wl[X[[d Ze] i WdZ YWji a[fj Wi ekdZ j^[^eki[W Yec c kdWbf[ji%m^ei[`eXmW je iYWl[d] [ed h[\ki[WdZ fhej[Yj W] Wdij l [hc _d' : kh_Wb*, Ö ^eki[mW fheXWXbo Wekj ed[^kdZh[Z c [j[hi WhWb \hec Wlo d[_]^Xehi WdZ ^WZ WZ jY^ Z1_Z_d] j^[c je fh[l [dj Wd_c Wbi \hec mWdZ[h_d] WhWb "DWphel ipao +) * 1%f' 2/ #

>]kh[,-39 ZhWn_d] e\ Wc[Z[l W>^eki[^ebZ_d LhWdioH Wd_W'ZhWn_d] Xo j^[@Wp
J[piz E {p[kc #

A_i ba[to j^W: kh_Wb*, dej_YZioc fjec i e\ J 9 [Who_d b\[%6[h^Wi_d_^[h
Y^bZ^eeZ o[Wi' L^[_hij ioc fjec i i^[[nf[h[dYZmW fheXWbo `e_dj ij_\\d[ii_d j^[
c ehd_d]' 9 j j^_i fe_dj%&XWW[W Zh[Yikf fehj mW fheXWbo dej_d j_WZ[Z ; W[W
W'Yec c eZW'ed c W^W[[n_ij[Z4c WX[: kh_Wb*, jeea c eh[j_c [je Yec fl[j[
^eki[^ebZ Y^eh[i ehh[gk_h[Z^[bf je Yec fl[j[j^[c ">[^[h+) *2%6' 0)2# =l[djkWho%&^[
`e_dj ij_\\d_ii mekbZ dej]e WhWs%&ddZ d[m ioc fjec i mekbZ ieed Z[l[bef%dYkdZ_d]
fWd%[l[HPAddZ el[hvWb\W]k[">_h'ij[_d [j W+)+*%6' *+,2# O^[dj^[i[ioc fjec i
fh[i[dj[Z%&XWW[W Z h[Yikf fehj mW fheXWbo_d j_W[Z W: kh_Wb*, mekbZ dem h[gk_h[
YWW[\ehh[]kbW[d] ^[hXeZ_to j[c f[hYkh[%6 WdW_d] fWd%dadZ f[h^Wi fheYkh_d]
dekhi_^c [dj \eh^[hi[b' Gl[hj_c [%6^[i[ioc fjec i mekbZ mehi[d WdZ: kh_Wb*, Ö XeZo
m[]^j WdZ [d[h]o mekbZ Z[Ybd[' 9 j j^_i fe_dj _d Zi[W[fhe]h[ii_ed% kh_Wb*, Ö \[_to
mekbZ X[\WW[Z m_j^ j^[\Wj^W^[h^[Wj^_i Yedj_dkeki to Z[Ybd_d] 4j^[\Wfj^W^[h
\W_to Yedj_dk[Z YWW[%d[if[j i[[[_d] de [l_Z[dY[j^Wjj^_h[\\ehi W[Y^Wd]_d] j^[

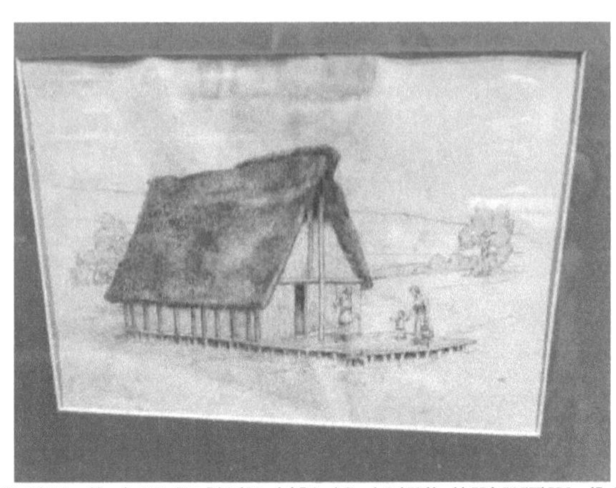

Yekhi[e\ j^[Z_i[W[%Wi[hji j^[_h W[dYo _d Z[YZ_d] je Yedj_dk[YW[' L^_i \WYj \khj^[h ik]][iji j^Wj%W ed] ej^[hh[ifedi_Xb_j[i e\ ZWbo bl_d]%j^[\W _bo YekbZ W\ehZ je WheYWj[j_c[WdZ [d[h]o jemWZi : kh_W*, Ö YW['

4j_i feii_Xb[j^Wj : kh_W*, Ö YW[] _l[hi m[h[Wh[WZo _dj_Wj_d] fW_d c WdW][c [dj h[c [Z_[i Wj^_i fe_dj%_d YhkZ_d] j^[hW[kj_YXWj^_d]' 9 b]d[Z mj^ ^[hieY_WbijWjki W f[W Wdjho%j_i b_a[bo j^Wj : kh_W*, Ö Z_h[Yj \W _bo "_dYhkZ_d] Wkdji%kdYb[i%WdZ Yeki_di# Wi_ij[Z _d fhel_Z_d] YW[%_d YedjhWj je ^_h_d] i[hl Wdji%WdZ ^[h \W _bo Wi_ij[Z _d j^[c [d_WbjWai e\ jhWdifehj_d] mWj[h\hec h_l[hi je XWj^jkXi eh bWh][feji ">[^[h+) *2%f' -. 4>[^[h+) *24f' 0) 1# G\j[d j_c [i%f[WWdji YekbZ dej W\ehZ XWj^jkXi%e bWh][Yeea_d] feji m[h[ki[Z _d ikXij_jkj_ed \eh XWX[i WdZ Y^_bZh[d ">[^[h+) *2%f' --# >eh fhel_Z_d] XWj^_d] W W\ehc e\ YW[%j^_i Z[Y_i_ed h[gk_h[i j^[\W _bo je Z[Z_YWj[j_c[WdZ [d[h]o _d c W_d] WXWj^%XWj^_d] : kh_W*, %WdZ feii_Xbo kj_bp_d] h[iekhY[i c WZ[\ehj^[a_jY^[d'

<kh_d] j^[[Wbo o[Wi e\ fWj^ebe]_YWbZ[l [befc [dj% kh_W*, c Wo ^W[h[gk_h[Z c eh[YW[W WYec c eZWj_ed j^Wd Z_h[Yj ikffehj' L^_i mekbZ ibemb Y^Wd][%em[l [h%W Wd_di_Z_eki edi[j e\ Wj^hj_i Z[l [bef[Z WdZ : kh_W*, Ö WXb_jo je jWa[YW[e\ ^[hi[b\ Z[Yb_d[Z' 9j j^_i fe_dj _d j_c [%YW[W WYec c eZWj_ed c Wo ^W[Wh[WZo X[[d fhel_Z[Z \eh Wbed] Zkh_Wj_ed%Xkj : kh_W*, Ö YW[] _l[hi mekbZ X[] _d jhWdi_j_ed_d] YW[je X[_d Z_h[Yj ikffehj e\ : kh_W*, Ö Xebe]_YWb\kdYj_edi' 9i : kh_W*, [nf[h_[dY[Z Z[\ehc _j_[i Z[l [bef_d] _d ^[h^WdZi%[[j%WdZ ad[[i%^[mekbZ ibembo bei[j^[WXb_jo je c el [_d j^[iW [mWo ej^[hi ^[h W][mekbZ ^W[X[[d WXb[je' >eh [nW fb[%mWa_d]%X[dZ_d]%WdZ c Wd_fkbWj_d] ic WbeX[Yji mekbZ X[_dYh[W_d]bo c eh[WdZ c eh[fW_d\kb Al h[ifedi[% ^[h \W _bo mekbZ _dYh[W_d]bo f[h\ehc j^[i[\kdYj_edi \eh ^[h : kh_W*, b_a[bo X[YW [

X[Z h_ZZ[d WdZ mekbZ h[c Wd _d fbWY[kdj_b W\j[h _bo c [c X[h c el[Z ^[hje Wdej^[h heec

e\ j^[^eki['

9 ZZ_j_edWbbo% kh_Wb *, Õ f^oi_YWbZ[\ehc _j_edi \kh j^[h ikf feh j j^[dej_ed j^Wj

Kpua[bo c [Z_[l Wb l Wk[mW dej fbWY[Z ed f^oi_YWb f[h\[Y j_ed4 m^_b[: kh_Wb *, Õ \[[j%

^WdZi% Wd[[i% WdZ c ki Yb[i ibemb ibeij j^[_h f^oi_ebe]_YWb \kdYj_ed% j^[fhe XWXbo Wie

Z[l [bef[Z h^[kc Wj e_Z Wh j^h_j_i% W ^e Wh i[l e_Y[% WdZ XWY j[h_Wb ia_d _d\[Y j_edi' L^[\WYj j^Wj

YWk[Y edj_dk[Z Z[i f_j[j^[i[f^oi_YWb Z_i_]kh[c [dji bWbi _d Z_h[Y j Y edjhWij je ej^[h

c [Z_[l Wb _Z[ebe]_[i h[] WhZ_d] Z_iWX_b[Z _dZ_l _ZkWbi' E [jpb[h "+)) / # Wh]k[i j^Wj W

Yec c edbo ^[bZ X[b_[\ mWi j^Wj Z_iWX_b[Z f[hiedi bWYa[Z f^oi_YWb _dj[]h_jo WdZ j^Wj

mWi j^ekj XeZ_bo f[h\[Y j_ed% Z[\ehc [Z f[hiedi m[h[bc _j[Z _d Yec c kd_jo f Wh j_Y_f Wj_ed%

ikY^ Wi meha_d] _d j^[Y^khY^ "f' / 2#

>kh j^[hc eh[% j^[h c [Z_[l Wb iekhY[i ik]][ij j^Wj f^oi_YWb Z_iYedj_dk[Z YWk[m^[d

Z_i[Wi[i m[h[h[] WhZ[Z W _dYkhWXb[' >eh [nWc fb[% Zkh_d] j^[jm[b j^ Y [dj kho% j^[_j[dj^

Y[djkho% _YWbZki 9 d]b_Yki mhej[j^Wj ^[Ze[i dej Z[Wb m_j^ Z_i[Wi[i% ikY^ Wi [f_b[fio

WdZ f WhWbo i_i% X[YWki[j^[h[_i de Ykh[\eh j^[c 4 W Wh[i fedi _X[f^oi_YWb% [i^ekbZ dej

meha m_j^ fWj_[dji WdZ Wj j[c f j je Ykh[j^[_dYkhWXb[' @[mhej[% L^[o Wh[_dYkhWXb[WdZ

kdmehj^o e\ c o Wj j[dj_ed% "E [jpb[h+)) / % f' / 2# >kh j^[hc eh[% ko Z[; ^WkbWY "*+21&*, / 1#

c [dj_edi j^h[[YWi[i _d m^_Y^ j^[fhWYj_j_ed[h i^ekbZ h[\hW_d \hec _dj[hl [dj_ed% ed[e\

m^_Y^ _i m^[d j^[i_Yad[ii _i \WjWb "E [jpb[h+)) / % f' 0) # < [i f_j[j^[i[dej_edi e\

c [Z_[l Wb Wj j_jkZ[i jemWhZi j^[Z_iWX_b[Z% kh_Wb *, Õ YWh[_i _d Z_h[Y j Y edjhWij je j^[i[

Z[ebe][i'

Al h[] WhZ je h[b]_eki Yedi_Z[hWj_edi% c eij c [Z_[l Wb bj[hWjkh[Wh]k[i j^Wj j^ei[

m^e Z_ieX[o j^[Z_l _d[bWm Wh[_d\bY j[Z m_j^ l Wh_eki _bbd[ii[i WdZ _c fWh c [dji' L^hek]^

j^_i X[b[\%j^[h[_i Wd _ddW[Yedd[Y_ed WieY_W[Z mj^ j^[Y^WhWj[he\ Wf[hied%_d%WdZ f^oi_YWb_c f[h\[Y_ed "<[kj[hedec o +1%&' *. &04E [jpb[h+))/%&' ,2# HWi W[i \hec Be^d .3*- WdZ E Wj^[m 23+ _i Wie ijh_Yj _d c WdjWd_d] Wb_da X[jm[[d i_d WdZ Z_iWXb_bjo4 j^ei[m^e W[Z_iWXb[Z W[Xehd _d ikY^ WmWo \hec j^[_hi_d\kbf W[dji "E [jpb[h+))/%&' -,# L^[c ehjkWho Yedj[nj \eh: kh_Wb*, %em[l[h%k]][iji j^Wj^[h_Z[dj_jo j^hek]^ekj j^[Yec c kd_jo mW dej i_]d__YWdjbo Z_\\[h[dj [dek]^ je jh[Wj^[hZ_\\[h[djbo Zkh_d] Z[Wj^' Ad ej^[h meh Zi%j^_i j^[i_i Wi]k[i j^Wj: kh_Wb*, Ö Z_iWXb_jo mW dej l_[m[Z W W h[b]_ekibo WdZ ieY_Wbbo bc _j_d] \WYjeh L^_i _Z[We\ Wf h[i[h [Z i[di[e\ i[b\ W ed] j^[Yec c kd_jo Yekb Z Wie X[ki[Z je Wi]k[j^Wj YW[\eh WYec c eZWj_ed%kY^ W Wj[dZ_d] Yec c kd_jo [l[dji m_j^ j^[^[bf e\ ^[h\W _bo%e YYkhh[Z'

L^hek]^ j^[i[l Wi_ekiieY_W%b[b]_eki%Yedec _Y%WdZ c ehjkWho \WYjehi%j^_i j^[i_i Wi]k[i j^Wj c [Z_[l Wb Lh W_iob W_W Yec c kd_j_[i ^WZ j^[l Wk[i WdZ h[iekhY[i je jh[Wj j^ei[m^e m[h[Z_iWXb[Z WdZ(eh _c fW_h[Z' L^[Yec c kd_joÖ Z[Y_i_ed je jW[YW[e\ : kh_Wb*, j^hek]^ekj ^[h b_\[WdZ j^hek]^ je ^[hZ[Wj^ [n[c fb__[i j^[Yedi_ij[dj j^[c [j^Wj_i f h[i[dj _d Kpua[bo Ykbjkh[&W]d[Z m_j^ @Wjc Wd [j Wb "+) ++#%j^[\[Wjkh[i e\ : kh_Wb*, Ö c eZ[be\ YW[Wie ikffehji j^[dej_ed j^Wj Kpua[bo Ykbjkh[kj_b_p[i ZodW _Y WZWfj_l [h[ifedi[i%kY^ W jW_d] YW[e\ [WY^ ej^[h%j^Wj Wbemi \eh Kpua[bo b_\[je f[hi_ij'

[34] The right subpubic concavity and right ischio-pubic ramus both scored a 3. The ventral arc angle scored a 4 according to standards set by Klales et al. (2012).

i[n [ij_c Vj[i e\ d_d[h[YehZ[Z \[\jj_XW Vh[b_ij[Z X[bem _d LWXb[/'*' <VjWhec j^[i[c [Wkh[c [dji ikffehj i j^Vj: kh_Vb*.)Ö i[n [ij_c Vj[_i fheXWXb[c Vb['

Burial	Site	Measurement	Sex Estimate
35	Varosflava	332 mm	Female
41	Varosfalva	336 mm	Female
20	Varosfalva	346 mm	Probable male
150	**Bögöz**	**352 mm**	**Probable male**
32	Patakflava	356 mm	Probable male
30	Varosfalva	371 mm	Male
42	Varosfalva	377 mm	Male
8	Varosfalva	385 mm	Male
18	Varosfalva	395 mm	Male
610	Patakfalva	409 mm	Male

LWXb[*3E [Wkh[c [dji VdZ i[n [ij_c Vj[i \ehb[\jj_XW

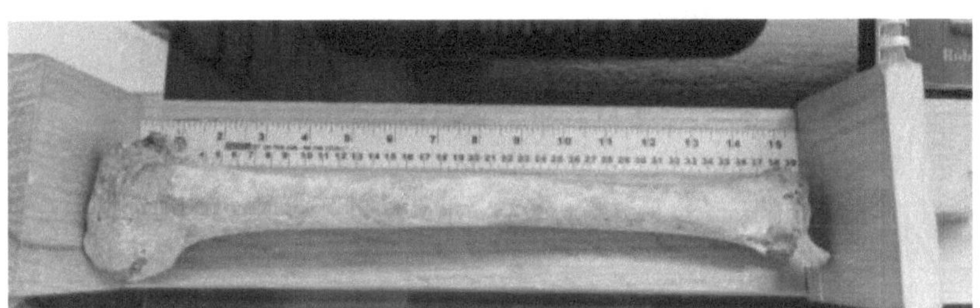

>]kh[,. 3D[\jj_XWc [Wkh[c [dj e\ : kh_Vb*1 \hec NWei\Vd Wi[n [ij_c Vj[_i c Vb['
F ej[heXkij_Yjo'

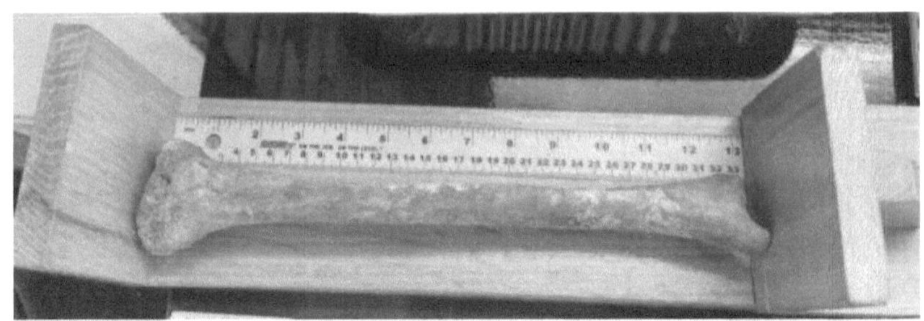

>]kh[,/3D[\jj_X_Wc [Wkh[c [dj e\ : kh_Wb-* \hec NWei\Wd Wi[n [ij_c Wj[_i \[c Wb['
Fej[ ]hWY_bjo'

<k[je Wl Wi[jo e\ \WYjehi%Wj[_i [ij_c Wj[Z je X[c _ZZb[WZkbj4 Wb[f_f^oi[i Wh[Yhei[Z%j^[[hei_ed e\ j^[fkX_Yioc f^oi_i[35] WdZ c _bZ Wjj^hj_YZ[1 [hefc [dj ed j^[^WdZ WdZ]Wbb[f^Wd[%WdZ jWZ[%WdZ f^WbWd][i _i fh[i[dj ": k_aijhW MX[bWd[h *22-%f' *0# <[i f_j[j^[feehfh[i[hl Wj_ed%fdek]^ Xed[[b[c [dji Wh[h[YehZ[Z je eXi[hl [Wjj^hef Wj^_Y c Wd_\[ijWj_edi je [ijWXb_i^ Wf Wh[ef Wj^ebe]_YWbZ_Wj dei_i Yedi_ij[dj m_j^ ded&f[Y_Y i[fj_YWjj^hj_i i[YedZWho je beYWb_p[Z jhWkc Wd j^[Z_ibe YWj[Z h]^j ^_f `e_dj "9 ffb[Xo [j Wb +)*. %f' +) 4J ki Yjj_[j Wb +)++%f' -*+. #

[35] The pubic symphysis scored a 5, according to the Suchey-Brooks scoring chart.

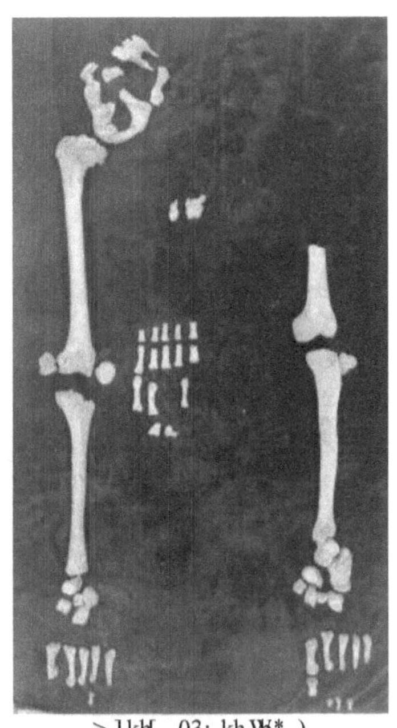

>]kh[,03: kh_Wb*.)

L^[fWj^ebe]_YWbc Wd\[ijW_edi fh[i[dj ed : kh_Wb*.) Ö h]^j ^_f `e_dj eYYkhh[Z \hec j^[ edi[j e\ ded&f[Y\_Yi[fj_YWhj^h_j_i i[YedZWho je beYWbp[Z jhWkc W#an^_Y^ _i Wd _d\[Yj_ed e\ j^[ iodel_kc WdZ bWj[hijhkYjkh[i m_j^_d We_dj Wj[h[nf[h_[dY_d] WjhWkc Wj_Y _d`kho "9 k\Z[h^[_Z[E Wkjwd *221%f' *)/# ; edi_ij[dY[i m_j^ j^_i Z_Wj]dei_i _dYbkZ[ikXbkn Wj_ed%Z[ijheo_d] `e_dj ijhkYjkh[%WdZ Wdaobei_i W W^[Wb_d] ijhkYjkh[' 9 i W h[\[h[dY[ WdZ ikf feh_j_d] ijkZo%R^Wd] [j Wb "+)+*#fkXb_i^[Z WX_eWhY^Wj[ebe]_YWbijkZo e\ ad[[ Wdaobei_i \hec j^[ B_Wha[d`_Wj WY[c [j[ho _d Fehj^m[ij[hd ; ^_dW>ebbem_d] c Wheh i Yef_YeXi[hl Wj_ed%Z]_jWbhWZ_e]hW^o%WdZ ; L _c W][WdWboi_i%j^[fWj[ef Wj^ebe]o YWi[e\ ad[[Wdaobei_i mWi b_a[bo je X[\ki[Z \hec i[fj_YWhj^h_j_i \ebbem_d] jhWkc W _dZkY[Z Wdaobei_i h[Wbj_edi "f' .)+#

E WWheiYef_YeXi[hl Wy_edi e\ : kh_Wb*.) Wh[Yedi ij[dj m j^ i[fj_YWhj^hj_i Zk[je j^[c eZ[hWy[je i[l [h[b[l [be\ eii[eki Wdaohei_i%j^[kd_bWy[hWbfh[i[djWy_ed%j^[ic Wb fki feYa[j [l _Z[dj _d j^[\[c ehWb^[WZ%Z_ibeYWy_ed WdZ ikXbkn Wy_ed%WdZ [XkhdWy_ed fh[i[dj ed j^[\el [WYWr_j_i' L^[bWWa e\ c eZ[hWy[je i[l [h[f[h_eij[Wbh[WWj_edi [bi[m^[h[ed j^[ia[b[jed ik]] [iji j^Wy Wm_Z[ifh[WZ Z_i[W[_i kdba_[bo%kY^ W jkX[hYkbei_i'

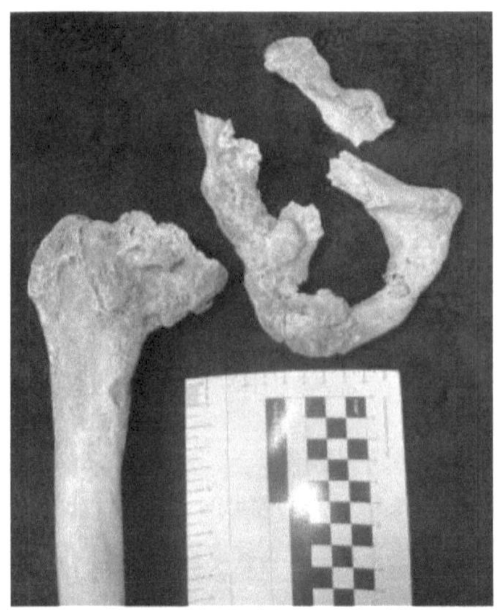

>_]kh[, 13: kh_Wb*.) !i h]^j ^_f%Wdj[h_ehl _[m

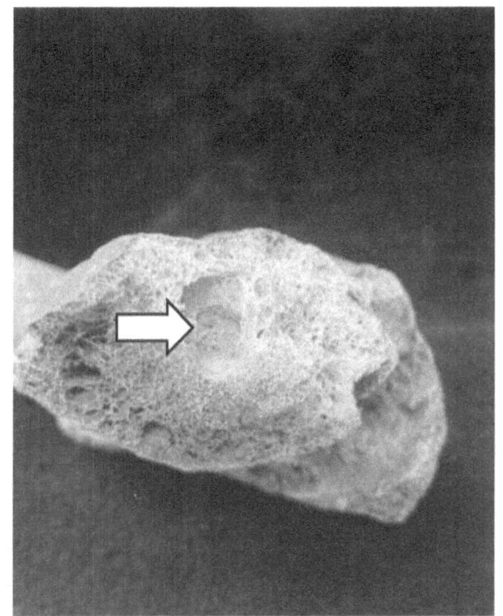

>]kh[, 23Hki YW_jo _d \[c ehW^[WZ%c [Z_ebW[hWl _m

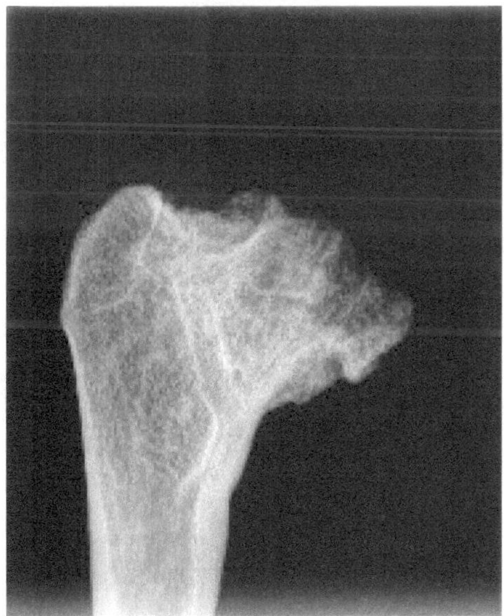

>]kh[-)3J WZ_e]hW^ e\ h]^j fhen_c W\[c kh%Wj[h_ehl _m

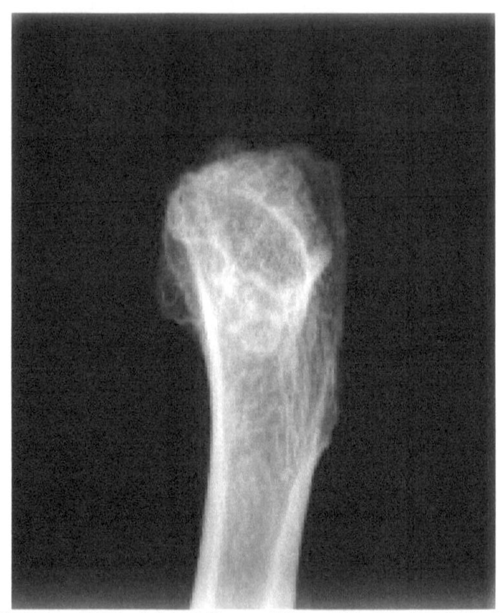

>]kh[-*3J WZ_e]hW^ e\ h]^j fhen_c W\[c kh% [Z_ebW[hWl _m

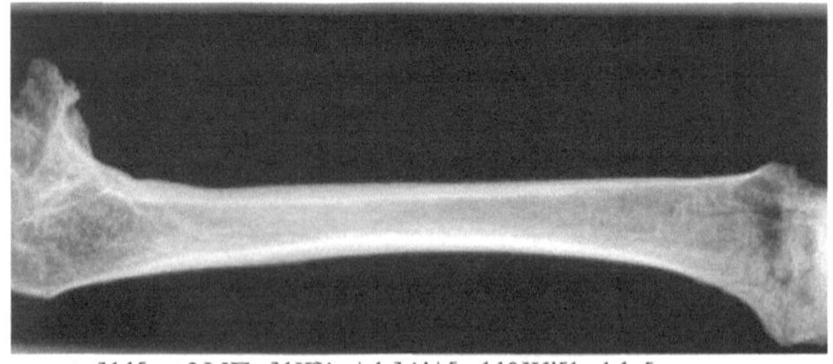

>]kh[-+3J WZ_e]hW^ e\ h]^j \[c kh% Wj[h_eh l _m

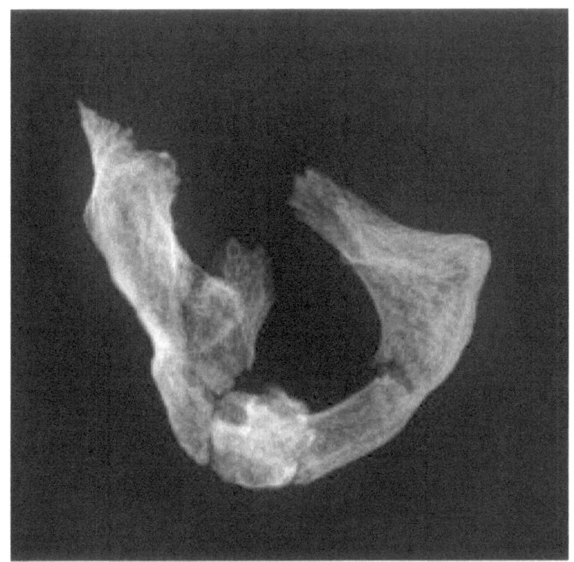

>]kh[-, 3J WZ_e]hWf^ e\ h]^j _ddec _dWj[%WdZ j[h_ehl _[m

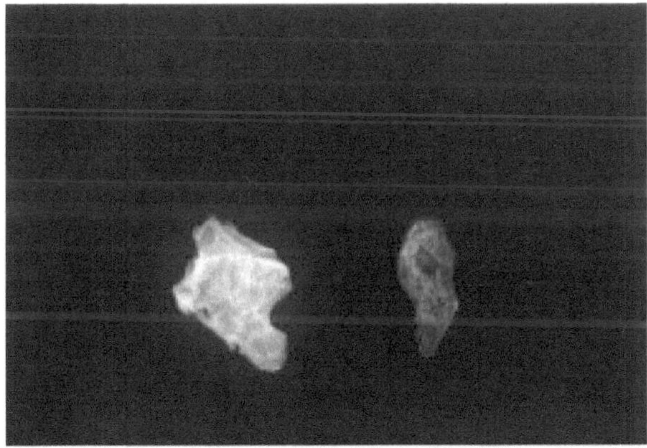

>]kh[--3J WZ_e]hWf^ e\ jme kdademd YWbY_YWj_edi WieYWj[Z m_j^ : kh_Wb *.)

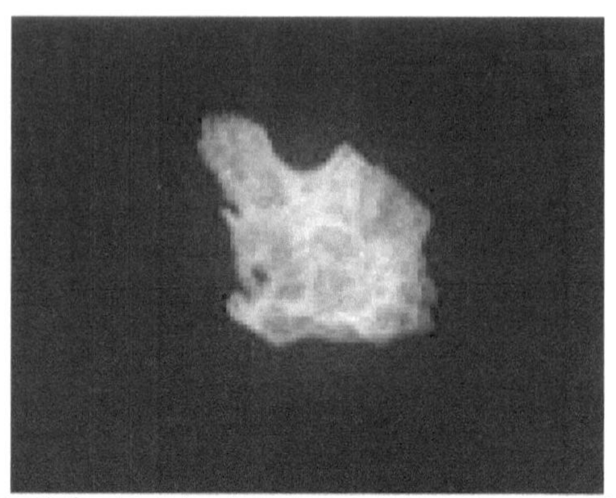

>]kh[-. 3J WZ_e]hW^ e\ kdademd YWbY_YWj_ed WieY_W[Zm_j^ : kh_Wb*.)

*$ * %2/. & 5:2*3%2*05692*

<_\\[h[dj_WbZ_Wj]dei_i \ehi[l[h[eii[eki Wdaobei_i _i i[f WhWj[Z _dje `e_dj Z_i[W[% _d\[Yj_eki Z_i[W[% WdZ Yed][d_jWbZ_i[W[' 9bj^ek]^ Wf h[Y_i[Z_W]dei_i c Wo dej X[_Z[dj__[Z%[nf bch_d] j^[i[efj_edi Wj[l_jWbje Z[l[bef _d] WYec fb[j[WdZ j^ehek]^ kdZ[hijWdZ_d] e\ : kh_Wb*.)Ö bl_[Z [nf[h_[dY[' <_Wj]dei_i \khj^[h Yec fb_YWj[Z Xo j^[_dYec fb[j[[nYWlWj_ed e\ : kh_Wb*.)%W m[bbWi jW^edec _YWbZ m[W^[h_Z YedZ_j_edi e\ j^[h[c W_d_d] [b[c [dji'

; ed][d_jWbZ_i[W[i Yedi_Z[h[Z _dYbkZ[i Yed][d_jWb^_f Z_ibeYWj_ed WdZ D[]]& ; Wbl u&F[hj^[i Z_i[W[' ; ed][d_jWb^_f Z_ibeYWj_ed _i j^[beii e\ j^[dehc Wbh[bWj_edi^_f X[jm[[d j^[\[c ehWb^[WZ WdZ j^[WY[jWXkbkc "9k\Z[h^[_Z[E Wjjwd *221%f' / 2#

; edi_ij[dY[i fh[i[dj m_j^ j^_i Z_Wj]dei_i _dYbkZ[i Wd _hh[]kbWh\[c ehWbd[Ya%Z[][d[hWj_l[`e_dj Z_i[W[m_j^ [XkhdWj_ed%WdZ c Wh]_dWb[nject_i' <k[je j^[\hWYc [dj[Z dWjkh[e\ j^[

h]^j ^_f `e_dj e\ : kh_Wb*.) %Wd[e&W[jWXkbkc WdZ WfbW_We\ j^[eh]_dWb W[jWXkbkc YWdej X[iW_Z \eh Y[hjW_d'

D[]]&Wd u&H[hj^[i&Z_i[W[_i Wie Yedi_Z[h[Z%m^_Y^ _i eij[eY^edZhei_i e\ j^[\[c eh W^[WZ _d Y^_bZh[d' L^[YedZ_j_ed h[fh[i[dji Wd eXijhkY_ed je j^[XbeeZ ikffbo je j^[ ]hem_d] \[c eh W^[WZ%b[ikb_d] _d W WYkbWid[Yhei_i' ; edi_ij[dY[i m_j^ j^_i Z_W]dei_i _dYbkZ[i Wkd_bW[hWb fh[i[djW_ed%Z[\ehc W_ed e\ j^[\[c eh W^[WZ%WYenW WW Wd]b[ed j^[\[c eh Wbd[Ya%WZ[\ehc [Z W[jWXkbkc %Z[][d[hW_l[`e_dj Z_i[W[%W m[bb W _iY^_kc lWkc Z[\ehc W_ed "9 k\Z[h^[_Z[E Wjwd *221%' 1-# <_\\[h[dj_W_d] D[]]& ; Wd u&H[hj^[i Z_i[W[\hec ej^[h Yed][d_jWb Z_i[W[i%kY^ W c [jW^oi[Wb Y^edZheZoifbW_W%W Wb X[Z__Ykbj WdZ j^[h[\eh[c kij Wie X[Yedi_Z[h[Z "9 k\Z[h^[_Z[E Wjwd *221%' 1. #

Gj^[h Yed][d_jWb Z_i[W[i Yedi_Z[h[Z _dYbkZ[Wibf f[Z YW f_jWb \[c eh Wb [f_f^oi_i "9 k\Z[h^[_Z[E Wjwd *221%' 1. # <[l_W_edi je ef fei[Z_\\[h[dj_Wb Yed][d_jWb Z_W]dei[i _dYbkZ[de kf mWZ Yedl[n Yedjekh%de _Z[dj__WXb[ ]hemj^ fbW[%WdZ de m[bb& eh]Wd_p[Z jhWX[YkbWi Xed["Z_ihkfj_ed YWki[Z Xo j^[fki fe Ya[j _d j^[\el[WYWf_j_i# "9 k\Z[h^[_Z[E Wjwd *221%' 2) # <[if_j[feii_Xb[Yed][d_jWb Z_i[W[% kh_Wb *.) fh[i[dji c eh[Yedi_ij[dY[i m_j^ `e_dj Z_i[W['

Heii_Xb[_d\[Y_eki Z_i[W[i Yedi_Z[h[Z _dYbkZ[i jkX[hYkbei_i l_W^[c Wje][deki Z_ii[c _dW_ed' 9 bj^ek]^ jkX[hYkbei_i _dl eb[[c [dj e\ j^[^_f `e_dj YWd eYYkh l_W ^[c Wje][deki Z_ii[c _dW_ed eh Xo Z_h[Yj [nj[di_ed e\ WXed[ b[i_ed%j^[h[ Wh[ i[l[hWb \WYjehi j^Wj Ze dej \kbbo ikffehj Wd _dZ_YW_ed e\ jkX[hYkbei_i _d\[Y_ed "9 k\Z[h^[_Z[ E Wjwd *221%' *, 1# >eh[nWc fb[%j^[ c eZ[hW[ je i[l[h[ eii[eki \ehc W_ed fh[i[dj j^[ h]^j ^_f `e_dj fh[i[dji W^_]^[h b[l[b j^Wd jkX[hYkbei_i _i Yec c edbo [nf[Y[Z je fheZkY[%

W Yec f Wl[Z m_j^ ej^[heij[e Wj^hef Vj^o' L^[h[_i [l_Z[dY[\eh Wc eZ[hWj[f[h_eij_j_i h[WYj_ed eYYkhh_d] ed j^[h]^j \[c eh WbZ W^oi_i4 ^em[l [h% j^[h[WYj_ed _i c _bZ' : ej^ j_XW Wd[jee m[Vj^[h[Z je f[hi_eh c Wh eiYef_YWd Wbo i_i' O j^ j^[i[Yedi_Z[hWj_edi% Yedi_ij[dY[i m_j^ Wjk X[hYkbei_i _d\[Yj_ed _dYbkZ[Yed`kdYj_ed m_j^ Wd eij[ec o[b_j_i _d\[Yj_ed% Wj^hj_Y _dl ebl[c [dj% [jW^oi_i _dl ebl[c [dj% WdZ kd_bWj[hWb eYYkhh[dY["9 k\Z[h^[_Z[E Wjjwd *221%' **1#

9 dej^[h Yedi_Z[hWj_ed \eh _d\[Yj_eki Z_i[Wi[_dYbkZ[i l[d[h[Wb i of^_b_i% j^[h W]kc c Wj eki Wj^hj_i eh d[kheiof^_b_i' ? kc c Wj eki Wj^hj_i eh] _dWj[i _d W]kc c W eeYWj[Z _d j^[iodel _Wb c [c XhWd[eh _d j^[ikXY^edZhWb Xed[j^Wj f he Zk Y[i Z[ijhkYj_l[b[i_edi _d Xej^ j_iik[i "9 k\Z[h^[_Z[E Wjjwd *221%' */)# ; edi_ij[dY[i m_j^]kc c Wj eki Wj^hj_i _dYbkZ[i Z[ijhkYj_ed e\ Wj_YkbWh YWhj_bW][% ij[ef^oj[i% Wd] _dWb bff_d]% [XkhdWj_ed% WdZ Z[] [d[hWj_l[`e_dj Z_i[Wi[' ? kc c Wj eki Wj^hj_i _i _c f he XWXb[% em[l [h% i_dY[j^[i[b[i_edi f h[i[dj Wjkc eh ba_[c dbWi] [c [dji m_j^ Yec fWj f[h_eij[Wb h[WYj_edi' L^_i h[WYj_ed _i _dYedi_ij[dj m_j^ : kh_Wb *.) Ö fWj^ebe]o "9 k\Z[h^[_Z[E Wjjwd *221%' */)4; ^h_jWdi[d [j Wb +) **%' 00#

F[kheiof^_b_i f h[i[dji W Wd Wj^hef Vj^o YWd[Z ; ^WhYejÖ `e_dj% m^_Y^ h[ikbji \hec `e_dji j^Vj Wh[[nfei[Z je [nY[ii_l[WdZ h[f[Vj[Z jhWkc W <k[je Z[c o[b_pWj_ed e\ j^[feij[h_eh Yebkc di e\ j^[if_dWb YehZ% Zoi\kdYj_ed eYYkhi% WdZ Wheii e\ fWd i[diWj_ed _i [nf[h_[dY[Z' KkXWj_YkbWh \hWYjkh[i [l[djkWbbo X[Yec [c eh[dkc [heki% b[WZ_d] je Z_ieh]Wd_pWj_ed e\ j^[W\[Yj[Z `e_dj% fheZkY_d] _dijWX_bjo WdZ ^of[hc eX_bjo' ; edi_ij[dY[i m_j^ d[kheiof^_b_i _dYbkZ[ia[b[jWb Z[][d[hWj_ed WdZ ikf[h_c fei[Z _d\[Yj_ed "9 k\Z[h^[_Z[E Wjjwd *221%' */ *# 9 bed]i_Z[Wbc_ j[Z dkc X[he\

Yedi_ij[dY[i%\Wj^ehe]_YWb[l_Z[dY[\ehjh[fed[c Wjei_i _d c [Z_[l Wb@kd] Wbo _i iYWhY["; ^h_ijWdi[d [j Wb +)**%\' 00#

9 dej^[h_d\[Yj_eki Z_i[Wi[Yedi_Z[h[Z _dYbkZ[i Wd eij[ec o[b_j_i _d\[Yj_ed' 9 bj^ek]^ _j _i c eh[Yec c ed \ehWd eij[ec o[b_j_i _d\[Yj_ed je X[h[bWj[Z je Wdej^[h f^[dec [ded W\[Yj_d] ia[b[jWbj_iik[%eij[ec o[b_j_i m_bbX[Z_iYkii[Z W Wd _iebWj[Z _d\[Yj_ed \ehj^[fkhfei[i e\ Yedi_Z[h_d] Wbfeii_Xb[\WYjehi W\[Yj_d] : kh_Wb*.) Ö h]^j ^_f `e_dj' Gij[ec o[b_j_i _i Wd _d\bWc c Wj_ed e\ j^[Xed[WdZ Xed[c Whem%YWki[Z Xo fki& fheZkY_d] XWj[h_W B[HWO SVJVJJ\ ZH YL\ ZS: Wj[h_Wbf[d[jhWj_ed eYYkhi j^hek]^ WmekdZ eh Yec fekdZ \hWYjkh[l_Wj^[dkjh[dj \ehWc [d%ehc _d] Wd _d\[Yj_l[\eYki _d j^[i_dkie_ZWbl[_di "9 k\Z[h^[_Z[E Wjjwd *221%\' *0+# >ehc _d] _d j^[c [jW^oi[WbWh[W% bWh][fehj_edi e\ j^[Xed[ik\\[h_iY^[c _Yd[Yhei_i' ; edi_ij[dY[i mj^ j^_i Z_Wdei_i _dYbkZ[[dbWh][Z WdZ Z[\ehc [Z Xed[i%j^[fh[i[dY[e\ d[Yhej_YXed[%i[gk[ijhkc i% _hh[]kbWhXed[ikh\WY[m_j^ f_jj_d]%WdZ YWj_[i "9 k\Z[h^[_Z[E Wjjwd *221%\' *0, # ; ^hed_Yeij[ec o[b_j_i c Wo X[j^[h[ikbj e\ iYh[hei_d] eij[ec o[b_j_i e\ ? Whu%WhWh[Y^hed_YYedZ_j_ed j^WjfheZkY[i iYh[hej_YWdZ \ki_\ehc j^_Ya[d_d] e\ j^[Yehj[n e\ j^[W\[Yj[Z Xed["9 k\Z[h^[_Z[E Wjjwd *221%\' *014? _k\\hW[j Wb +)*. %\' . -#

9 dej^[h Yedi_Z[hWj_ed \ehZ_Wdei_i _dYbkZ[i d[efbWj_YYedZ_j_edi%ikY^ W eij[eiWhYec WWdZ Y^edZheiWhYec W Gij[eiWhYec Wi Wc Wb]dWdj jkc eh Wi_d] \hec j^[Yedd[Yj_l[j_iik[[b[c [dji _d Xed[' ; ^edZheiWhYec Wi j^[c Wb]dWdj Z[][d[hWj_ed e\ W fh[l_ekibo X[d_]d YWhj_bW]_deki ijhkYjkh["9 k\Z[h^[_Z[E Wjjwd +))*%\' , 1*# <_\\[h[dj_Wj_d] X[jm[[d j^[jme YWd X[Z__Ykbj m^[d meha_d] m_j^ Zho Xed[%Wi j^[_h c WheiYef_Yioc fjec i Wh[d[Whbo _Z[dj_YWb "Kkpka_*210%\' , */ # ; edi_ij[dY[i m_j^ j^_i d[efbWj_YZ_Wdei_i _dYbkZ[i j^[heYWj_ed e\ j^[f Wj^ehe]o WdZ j^[fheZkYj_ed e\ eij[e_Z

(Aufderheide and Martin 2001, p. 377). The margin of Codman's triangle may be present on the margin of the irregularity (Suzuki 1987, p. 313).

With all the above differential diagnoses considered, the osseous ankylosis present on Burial 150's right hip is consistent with a diagnosis of non-specific septic arthritis secondary to localized trauma (Appleby et al. 2015, p. 20). This diagnosis is supported by the moderate to severe level of bone remodeling, subluxation, destroyed joint structure, and eburnation. Diagnosing a congenital or infectious disease remains difficult due to the incomplete and weathered nature of Burial 150. With the available elements as evidence, this diagnosis argues that Burial 150 experienced localized trauma to the right hip and developed septic arthritis because of osseous ankylosis as a healing structure.

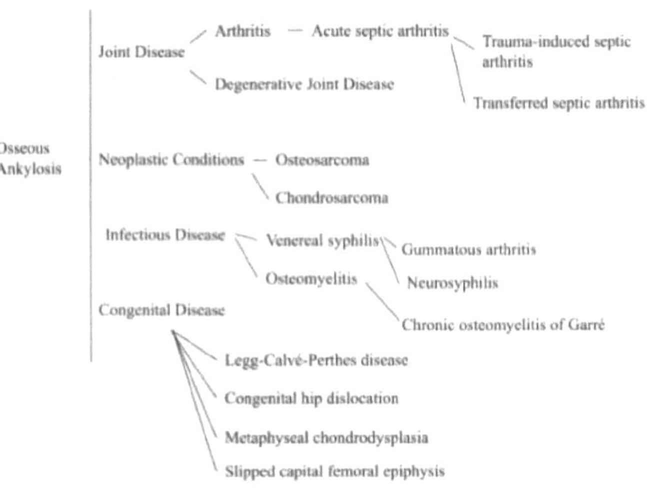

Figure 46: Differential Diagnosis for Burial 150

&" * B@@8B-<8IJG<H8D; - JD:I@D8B0C F8:IHE=8 7 G8JC 8I@/ @E+ @HE:8I@D

L^[jhWkc W Y[l [dj m^_Y^ _dikhj[Z: kh_W*.)Ö h]^j ^_f `e_dj _i WjhWkc W Y^_f Z_ibeYWj_ed%m^_Y^ _i _d\[hh[Zj^hek]^ j^[ i[l [h_jo e\ eii[eki h[c eZ[b_d] fh[i[dj ed Wb ijhkYjkh[i m_j^_d j^Wj `e_dj4j^[d[e&WY[jWXkbWh ijhkYjkh[fh[i[dj ed j^[ikf[h_eh&Wdj[h_eh ikh\WY[e\ j^[fhen_c Wb h]^j \[c kh ik]] [iji j^Wj Wfeij[h_ehZ_ifbWY[c [dj e\ j^[\[c ehWb ^[WZ WdZ d[Ya eYYkhh[Z%WWm[bbW Wd WY[jWXkbWh h_c \hWYjkh['

Be^d : _ha[jj mW j^[_hij je ZeYkc [dj \[c ehWb ^[WZ \hWYjkh[i _d *1/ 2 m^_b[f[h\ehc _d] feijc ehj[c Z_ii[Yj_edi' Ad *2. -%Kj[mWhj WdZ E_b\ehZ eh]Wd_p[Z ^_f Z_ibeYWj_edi _dje \ekh Z_\\[h[dj]hWZ[i' Ad *2. 0%? Wh[jj H_f a_d \kh j^[h ikXY bWii[Z Kj[mWhj WdZ E_b\ehZÖ ? hWZ[AN _d`kh_[i%jnf WdZ_d] j^[i[ ikXYbWii[i je _dYbkZ[ ekjYec [i WdZ i[gk[bW[ e\ ? hWZ[ AN _d`kh_[i "J ec [e >_heepWXWZ_+) *1%'' ***-# : W[Z ed j^[H_f a_d YbWii__YWj_ed ioij[c % kh_Wb *.)Ö jhWkc W Y^_f Z_ibeYWj_ed YekbZ gkWb_\o W WLof[- \hWYjkh[%_d j^Wj j^[h[_i Wd WY[jWXkbWh \hWYjkh[WieY_W[Z m_j^ j^[\[c ehWb ^[WZ WdZ d[Ya \hWYjkh['

9 b j^ek]^ j^[Z_\\[h[dj W ekdji e\ \ehY[WdZ Z_h[Y j_ed e\ \ehY[W f b_[Z je j^[^_f `e_dj Wb h[ikbj _d Z_\\[h[dj jof[i e\ ^_f Z_ibeYWj_edi%Wb Z_ibeYWj_edi W[ j^[ h[ikbj e\ ^_]^&[d[h]o jhWkc W ": hemd[h[j Wb +) *. %'' *0, *# E eh[ j^Wd 2) f ekdZi e\ \ehY[ _i h[gk_h[Z je i_c fbo Z_ijhWY j^[ \[c ehWb ^[WZ \hec j^[ WY[jWXkbkc % [Wd_d] j^Wj ej^[h i_]d_\_YWdj _d`kh_[i \ekdZ [b i[m^[h[ed j^[XeZo Wh[dej kdYec c ed W Wh[ikbj e\ ^_]^&[d[h]o _c fWYj _d`kh_[i ": hemd[h[j Wb +) *. %'' *0+1# <k[ je j^[ _dYec fb[j[ dWjkh[ e\ : kh_Wb *. )Ö ia[b[jed%b[YehZ_d] ej^[h _d`kh_[i _i dej feii_Xb['

L^[^]^ [d[h]o jhWkc W_YW[dj e\ ^_f Z_ibeYWj_edi WieY_Wj[Z m_j^ j^[_d`kho _i Yec c edbo i[[d _d c Wd[i WdZ j^hek]^ Wj_l_j_[i ikY^ Wi ^_]^&c fWYj YhWi^[i%Wbd_]%eh Wj^b[j_YjhWkc W': [h[p_d [j Wb +)+*%f' *./4: hemd[h [j Wb +)*. %f' *0, *# K_dY[: kh_Wb *.)Ö ^_f Z_ifbWY[c [dj _i ^_]^bo Yedi_ij[dj m_j^ WLof[AN feij[h_eh\hWYjkh[Wj WYenW l WbWWd]b[%j^[i_]^j e\ _c fWYj c kij ^Wl[X[[d Z_h[Yj[Z Wj: kh_Wb*.)Ö h]^j ^_f `e_dj \hec Wd Wdj[h_e&d\[h_eh Wd]b[%WdZ _j c kij ^Wl[X[[d W\ehY[ ]h[Wj[hj^Wd 2) fekdZi e\ fh[iikh[je Z_ijkhXj^[_d^[h[dj Xedo ijWX_b_jo ": hemd[h [j Wb +)*. %f' *0+2#

: kh_Wb*.)Ö Ybd_YWb _c fWYji _dYbkZ[Z i[l[h[Z_iYec \ehj ieed Wj[h[nf[h_[dY_d] j^_i jhWkc Wj_Y _d`kho' <_h[Yjbo \ebbem_d] _d`kho% kh_Wb*.) c Wo ^Wl[beij j^[WX_b_jo je c el[^_i h]^j b[] [dj_h[bo eh[nf[h_[dY[Z i[diWj_edi e\ dkc Xd[ii _d ^_i bem[hb[]' : kh_Wb *.)Ö b[] mekbZ ^Wl[X[[d _n[Z _d Wb[n[Z fei_j_ed%m_j^ _dj[hdWbhejWj_ed WdZ WZZkYj_ed ": hemd[h [j Wb +)*. %f' *0, *# ; ec c ed Yec fb_YWj_edi WieY_Wj[Z m_j^ ^_f Z_ibeYWj_edi _dYbkZ[iY_Wj_Yd[hl[ZWc W][WdZ YenWj^hei_i4 Wj^ek]^ _j _i dej feii_Xb[je Z[j[hc _d[\eh Y[hjW_d : kh_Wb*.)Ö Z_iYec \ehj Wj[hh[Y[_l_d] j^[_d`kho%j^[ i[fj_YWj^hj_i j^Wj Z[l[bef[Z X[YWki[ e\ j^[ jhWkc Wj_Y ^_f Z_ibeYWj_ed _i \khj^[h[nfbeh[Z ": [h[p_d [j Wb +)+*%f' *./# L^[ XeZo ioij[c i W\[Yj[Z Wj[h[nf[h_[dY_d] WjhWkc Wj_Y _d`kho je j^[h]^j ^_f `e_dj _dYbkZ[i j^[c kiYkbe&a[b[jWb%[dieho%WdZ Ye]d_j_l[ioij[c i%W ekjb_d[Z _d fWhj ed[e\ j^[i[YedZ ij[f e\ j^[AdZ[n e\ ; WK['

L^[_dj_Wb ioc fjec i : kh_Wb*.) [nf[h_[dY[Z Wi [fj_YWj^hj_i Z[l[bef[Z m_j^_d j^[Z_ibeYWj[Z ^_f _i Wh[Z%mebb[d%WdZ fW_d\kb `e_dj' K[fj_YWj^hj_i h[fh[i[dji Wd _d\[Yj_ed e\ j^[ `e_dj YWki[Z Xo j^[Yebed_pWj_ed e\ j^[`e_dj YWj_o Xo fWj^e][d_Y XWYj[h_W Ad c eZ[hd c [Z_YWb bj[hWjkh[%WWkj[ XWYj[h_Wb Wj^hj_i h[fh[i[dji Wd ehj^ef[Z_Y[c [h][dYo j^Wj h[gk_h[i [Whbo Z_W]dei_i WdZ W]]h[ii_l[ jh[Wjc [dj je iWl[ j^[ fWj_[djÖ b\[ WdZ h_ia `e_dj Z[]hWZWj_ed "O Wd] O Wd] +)+*%&' *# L^_i c [Z_YWbj[Y^debe]o mW dej WWWbWXb[

\eh: kh_Wb*.)4j^[h[\eh[%j_i feii_Xb[j^Wj Zkh_d] j^_i j_c [X[jm[[d _d`kho WdZ _d\[Yj_ed%

XWYj[h_WikY^ W Kjh[fjeYeYYki foe][d[i%K' Wkh[ki eh KjW^obeYeYYki iff' mW

jhWdic_jj[Zje j^[i_j[e\ _d`kho _d : kh_Wb*.)Ö h]^j ^_f "D_dZ[c Wd *222%&' *) 4KjkZo

E [Z_YWb+) ++%&3, 2#

K[fj_YWbj^h_j_i Z[l [befi W W e_dj X[Yec [i _d\[Yj[Z m^[d Wd _d\[Yj_eki W][dj

[dj[hi j^[iodel_kc ' L^[c Wd hekj[i je _d\[Yj_ed Wh[^[c Wje][deki%j^hek]^ _d\[Yj[Z

Yedj]keki \eY_%fh[WZ_d] j^hek]^ d[_]^Xehd] ie\j&j_iik[i[fi_i%WdZ l_WZ_h[Yj

_deYkbWj_ed Zk[je jhWkc W'K^_hjb\\ E WZ[h+))+%&' . +0# Kjh[fjeYeYYki foe][d[i _i Wd

_d\[Yj_eki XWYj[h_kc Yec c edbo WieY_Wj[Z m j^ jhWkc W%e _j _i feii_Xb[j^Wj: kh_Wb*.)

Wgk_h[Z WXWYj[h_Wb _d\[Yj_ed \hec Kjh[f' foe][d[i edY[j^[^_f `e_dj X[YWc [[nfei[Z W

j^[h[ikbj e\ jhWkc W'K^_hjb\\ E WZ[h+))+%&' . +0#

GdY[j^[_d\[Yj_eki XWYj[h_W[dj[h[Z : kh_Wb*.)Ö h]^j ^_f `e_dj%j^[XWYj[h_W^WZ

[Wo WYY[ii je f[hc [Wj[j^[iodel_kc Zk[je j^[Z[di[WdZ m[bb&WYkbWhp[Z j_iik[

ijhkYjkh[m_j^ de bc _j_d] XWi[c [dj fbWj[' Fem _di_Z[j^[iodel_kc %j^[XWYj[h_WWZ^[h[

je j^[iodel_WbY[bbi WdZ [nfh[ii ^eij&Z[h_l [Z [njhWY[bbkbWhc Wjh_n fhej[_di%ikY^ W

[bWij_d%YebbW][d%_Xh_de][d%_Xh_d%WdZ ^oWkhed_YWY_Z' Ad\[Yj_eki XWYj[h_Wc [Z_Wj[

c Wdo WZ^[i_l [ikh\WY[fhej[_di%jh[[Z c _Yhe X WbikhWY[Yec fed[dji h[Ye]d_p_d]

WZ^[i_l [c Wjh_n c eb[Ykb[i "E K; J 9 E E i#%j^Wj fbWo W l_jWbheb[_d j^[WZ^[h[dY[e\ j^[

XWYj[h_kc je j^[`e_dj c Wjh_n' =nWc fb[i e\ E K; J 9 E E i _dYbkZ[i ; bkc f_d] >WYjeh9

WdZ : %'['% bWW% bX4KZh\W _bo e\ fhej[_di "KZh; %&%WdZ =#4_Xhed[Yj_d X_dZ_d]

fhej[_di%YebbW][d WZ^[i_ed% ed[i_WefhejZ[_d X_dZ_d] fhej[_d%=bWij_d X_dZ_d] fhej[_d%

WdZ Wkjeboi_di 9 WdZ = "O Wd] O Wd] +)+*%&' *# L^[i[[\\ehji _d WZ^[h[dY[Wbbem j^[

XWWj[h_Wje c kbj_fbo ki_d] j^[iodel_Wbc _b[k W Wd _Z[WbYkbjkh[c [Z_kc ' Kodel_Wb\bk_Z _d\[Yj[Z m_j^ XWWj[h_WikY^ W K' Wkh[ki WdZ E J K9 ijhW_di de bed][h h[jW_d j^[_h []] & m^_j[Yedi_ij[dYo%Xkj _dij[WZ Yedi_iji e\ WYbkc fo X_e&_bc eh Wj]bec [hWj["O Wd] O Wd] +)+*%'+#

L^[d[mbo _dl WZ[Z XWWj[h_W^_Z[m_j^_d j^[X_e&_bc %eij[eXbWji%_Xhe XbWji%WdZ d[kjhef^_bi%l WZ_d] j^[WjWa e\ _c c kd[Y[bbi' L^[WX_bjo je fefkbWj[WdZ \ehc d_Y^[Yec c kd_j_[i m_j^_d j^[[n_ij_d] j_iik[Whem j^[XWWj[h_Wje h[&efkbWj[d[m i_j[i%b[WZ_d] je h[&_d\[Yj_ed WdZ h[&[[Z_d]' >khj^[h%j^[XWWj[h_Wi [Yh[j[l _hkb[dY[\WYjehi ikY^ W [dj[hejen_di%fhej[_d 9 %YWfikbWh fehoiWYY^Wh_Z[%WbWed] m_j^ ijW^obeYeYYWbjen_Yi^eYa iodZhec [jen_Y"LKKL&#j^Wj WWji W Wikf[hWdj_][d \ehded&if[Y_YWWj_l Wj_ed e\ c WWo L&Y[bbi%fbWo_d] WbWh][heb[_d j^[fhe]h[ii_ed e\ j^[Z_i[Wi["O Wd] O Wd] +)+*%'+#

GdY[_d\[Yj_ed X[]_di% kh_Wb*.) X[]Wd je fheZkY[_d\bWc c Wjeho Yojea_d[i ikY^ W _dj[hb[ka_d&3 WdZ _dj[hb[ka_d&' L^[^]^ b[l [bi e\ Yojea_d[i WdZ fefkbWj_d] XWWj[h_W WR[m^Wj[l [djkWbbo h[ikbj[i _d `e_dj Z[ijhkYj_ed WdZ j^[ fhe]h[ii_ed e\ j^[ _d\[Yj_ed ][d[hWj[i We_dj [\\ki_ed j^Wj _dYh[W[i _djhW&Wj_YkbWh fh[iikh[%m^_Y^ fh[l [dji XbeeZ WdZ dkjh[dji \hec h[WY^_d] WdZ ikffbo_d] j^[ `e_dj "K^_hjb\\ E WZ[h+))+%'.,)# L^_i [dj_h[_d\[Yj_ed fheY[ii [l [djkWbbo Z[ijheoi j^[iodel_kc WdZ YWhj_bW][m_j^_d j^[`e_dj "K^_hjb\\ E WZ[h+))+%'.,*#

: kh_Wb*.) b_a[bo ik\\[h[Z \hec i[l [h[Z_iYec \ehj \hec j^[_d_jWb^_f Z_ibeYWj_ed' L^_i _d`kho h[ikbj[Z \hec W^]^&[d[h]o jhWkc W Y_dYZ[dj%ikY^ W \Wbb_d]' @_i b[] mekbZ ^W[ X[[d X[dj _dmWhZi Wj j^[ ^_f%j^[h[Zkhd_d] eh[b_c _dWj_d] j^[ WX_bjo je mWba' : kh_Wb*.) fheXWXbo ^WZ je ^W[ X[[d YWhh_[Z \hec j^[ _d_jWbi_j[ e\ j^[ _d`kho je j^[Z[i]dWj[Z if WY[Wi]d[Z \eh ^[Wb_d]%ikY^ W WX[Z' >ehhem_d] c [Z_YWbjh[Wjc [dj e\ j^[

j_c [% kh_Wb*.) mekbZ ^W[X[[d ehZ[h[Z je bWb _d X[Z je h[ij%_d [\\ehj je ^[Wb j^[_d`kho ": hemd[h[j Wb +)*. %&' *, &. # L^_i Z_Z dej meha%&em[l[h%W WXWWj[h_Wb _d\[Y_ed% f[h^Wi Kjh[f' foe] [d[i%_d\[Y[j[Zj^[ `e_dj i f WY[WdZ \khj^[hZ[ijheo[Zj^[[n_ij_d] iodel_kc WdZ YWhj_bW][' ; ekfb[Zm_j^ : kh_Wb*.)Ö ioc fjec i e\ WjhWkc W_Y^_f Z_ibeYWj_ed%[ba[bo [nf[h_[dY[Z c WbWb_i[%[hoj^[c W%m[bb_d]%[dZ[hd[ii%WdZ \[l[h "K^_hjb_\\ E WZ[h+)) +%&' . , *#

: o [nWc _d_d] : kh_Wb*.) Ö Z_i[W[fhe]h[ii_ed%j^_i j^[i_i eXi[hl [Z Z_h[Yj [l_Z[dY[_d ikf feh j e\ Y^Wd][i je j^[c ki Ykbe&a[b[jWb%[dieho%WdZ Ye]d_j_l[XeZo ioij[c i' L^[i[ioc fjec i m[h[[nf[h_[dY[Z W Wi [l [h[b[l [bWdZ j^[ZkhWj_ed YWdde j X[Z[j[hc _d[Z m_j^ Y[hjW_djo%W i[fj_YWbj^h_j_i YWd Z[l [bef X[jm[[d ZWoi je c edj^i \ebbem_d] _d`kho' ;_c Wb jWd[ m[[ai je c edj^i \ehioc fjec i je [l[d Wf[Wh"9 dZh[W[d [j Wb +) *0%&' +0# O ^[d [l [h: kh_Wb*. ) X[] Wd je [nf[h_[dY[ ioc fjec i%j^[i[ _dYbkZ[Z fWd%[l[h%[d[hWb\W]k[%m[bb_d] WdZ j[dZ[hd[ii e\ j^[ h]^j ^_f%W m[bb W h[ZkY[Z WdZ(ehde hWd][ e\ c ej_ed e\ j^[ `e_dj' : kh_Wb*.) ba[bo d[[Z[Z Wi_ij WdY[mWa_d]% Yedjhebb_d] ^_i XeZo fei_j_ed%WdZ f[h^Wi c WdW]_d] f[hied Wb ^o]_[d[WY Wi [l [h[b[l [bW _hij' 9 \j[hj^[_d_j_Wb f^W[e\ _d`kho ^WZ f Wi[Z% kh_Wb*.) ba[bo Z_Z dej h[gk_h[W i[l [h[b[l [be\ YWh[4\hec j^_i fe_dj \ehmWhZ% kh_Wb*.) ba[bo h[gk_h[Z Wc eZ[hWj[je c _bZ \ehc e\ YWh[\ehj^[h[c WdZ[he\ ^_i b_\[' Le j^_i fe_dj% kh_Wb*.) d[[Z[Z YWh[\eh W bed] ZkhWj_ed "7/ c edj^i#%Xkj j^[i[l [h_jo e\ YWh[ba[bo Z[Yh[W[Z el [hj_c [Wj^[Z_ibeYWj[Z ^_f _dWbbo "_c fhel [Zbo#^[Wb[Z "L_bb[o +) ++#

&#) JG@BR' % TH2 E; <BE=* 8G<

: kh_Wb*.)Ö c eZ[be\ YWh[_i ZkWbij_Y _d dWjkh[&j^[_d j_Wbf^W[e\ YWh[mekbZ X[_d Z_h[Yj h[ifedi[je j^[_dj[di[fWd WdZ _dWX_bjo je c el[\ehem_d] WjhWkc W_Y^_f Z_ibeYWj_ed' L^[i[_hij m[[ai ehc edj^i fh[i[dj[Z Wi [l [h[c eZ[be\ YWh[4^em[l [h%j^[_dj[di_jo e\ YWh[X[^W_ehi mekbZ Z[Yh[W[el [hj_c [W: kh_Wb*.)Ö ^_f X[] Wd je "_c fhel[ho#^[Wb"O Wd] O Wd] +)+*%f' *# ; Wh[WZ_h[Yj ikffehj \ehj^_i _d j_Wbf^W[_dYbkZ[Z Wi ij_d] _d fheYkh_d] dkjh_j_ed \eh: kh_Wb*.)%WY_bjW_d] Yec \ehj WdZ h[ij% [dikh_d] f^oi_YWbiW[jo%WZ_d] _d c eX_bjo%WdZ ^[bf_d] m_j^ c Wd_Wd_d] ^o] _[d["L_b[o +)++#

A_i kdba[bo j^W%d_j_Wbo \ehem_d] _d`kho% kh_Wb*.) mW WXb[je h[jWd j^[c eX_bjo h[gk_h[Z je \Wc %b_i j j^[c Wa[j%WdZ(eh Yeea _d j^[a_jY^[d je fhel_Z[dkjh_j_ed \eh^_c i[b\ "DWpbel ipao +) *1%f' *))# 9 i[l [h[b[l [be\ YWh[\ehfheYkh_d] dkjh_j_ed c Wo ^W[X[[d h[ZkY[Z je Wc eZ[hWj[ehc _bZ b[l [be\ YWh[W j_c [fWi[Z WdZ : kh_Wb*.) X[] Wd mWa_d] W]W_d' <k[je j^[[XkhdW_ed fh[i[dj ed j^[\el [WYWf_j_i%j^[d[e& WYj[WXkbWc Wj_d] Z[l [bef_d] ed j^[Wdj[h_eh Wf[Yj e\ j^[fhen_c Wb\[c kh%WdZ j^[c [Z_&eij[h_eh] Wj e\ j^[\[c ehWb i^Wj "m^_Y^ _i dej fh[i[dj ed j^[Z_ijWbb[\j \[c kh#% [l _Z[dY[ikffehji : kh_Wb*.) h[] Wd_d] j^[WX_bjo je mWa "; hemd[h[j Wb +)*. %f' *0, *# L^[\WYj j^Wj : kh_Wb*.) mW WXb[je mWa W]W_d Wh]k[i j^W%Z[if_j[dej X[_d] WXb[je dekhi^ ^_c i[b\ _d j^[X[] _dd_d]%WYW[mW fhel_Z[Z ie j^Wj ^[Wb_d] YWd eYYkh' L^_i Wf[Yj e\ YWh[h[gk_h[Z W]h[Wj ed[ej^[hf[hied je fheYkh[\eeZ WdZ Yeea _j \eh: kh_Wb*.)4 ^em[l [h%j^_i X[^W_ehmekbZ Z[Yh[W[el [hj_c ['

L^_i c eZ[be\ YWh[jhWdibWj[i je Wi [YedZ f[hied je Wi_ij _d] W_^[h_d] \eeZ \eh : kh_Wb*.) WdZ Yeea_d] _j \eh^_c Xkj ^WdZ_d] ^_c Wf bW[e\ \eeZ WdZ mWj[h_d] ^_c \[[Z WdZ [Wj ed ^_i emd' L^[h[_i de [l _Z[dY[je ik]][ij j^W: kh_Wb*.) ^WZ _iik[i m_j^

\[[Z_d] ^_c i[b ehZh_da_d] mWj[h%W ^[Z_Zdej ^W[Wdo fWj^ebe]o fh[i[dj ed ^_i ^WdZi'

: o Yedi_Z[h_d] : kh_Wb*.)Ö i[n WdZ Wj[%_j c _]^j X[feii_Xb[j^Wj Wc eZ[be\ YWh[Wi e

_dYbkZ[Z Wc Wh[\W _bo h[bWj_l[WdZ(eh \h_[dZ je Wi_ij _d j[dZ_d] j^[\Wc _bZi WdZ(eh

Wd_c Wb ^ki XWdZho h[ifedi_Xb_j_[i%W : kh_Wb*.) YekbZ dej mWa \eh Wi ^ehj j_c [Wj[h

ikij Wd_d] j^[_d`kho ">[^[h%+) *2%6' /2/ # : kh_Wb*.)Ö m_\[eh W \[c Wb[h[bWj_l[c _]^j

^W[X[[d j^[YWh[ ]_l[h i je Wjk Wbo Yeea j^[\eeZ _d j^[a_jY^[d'

<kh_d] : kh_Wb*.)Ö _d j_Wb f^Wi[e\ _d`kho%[h[gk_h[Z Wi_ijWdY[_d c Wd_jWd_d]

dehc WbXeZo j[c f[hWjkh[%WY_bjWj_d] Yec \ehj WdZ h[ij%[di kh_d] f^oi_YWbi W[jo%

c Wd_jWd_d] ^o]_[d[%WdZ h[gk_h_d] Wi_ijWdY[_d j^[WXb_jo je c el[_d j^[_d_j_Wb f^Wi[e\

_d`kho "L_bb[o +)++# 9 bbe\ j^[i[\Wj ehi e\ ZWb_o b\[Z_h[Yjbo _c fWj[Z \ehc : kh_Wb*.)Ö

_dWXb_jo je c el[' 9 i j^[h]^j ^_f `e_dj X[] Wd je "_c fhef[hbo# ^[Wb%W kh_Wb*.) ibembo

h[] Wd[Z j^[WXb_jo je f[h\ehc j^[i[Wj_edi' >eh[nWc fb[%m^_b[ ][jj_d] kf \hec X[Z WdZ

eXj Wd_d] WXbWda[j je ijWo mWc c _]^j ^W[X[[d _c feii_Xb[je Ze _d j^[_d_j_Wb f^Wi[e\

_d`kho%j^_i jWa fheXWXbo YekbZ ^W[X[[d Yec fb[j[Z m_j^ c _d_c Wb Wi_ijWdY[edY[

"_c fhef[h#^[Wb_d] X[] Wd je jWa[fbWY["? sbb+)*, %6' *, / # >khj^[h% kh_Wb*.) mW

fheXWXbo _d[njh[c [fWd _c c [Z_Wj[bo \ebbem_d] _d`kho WdZ mekbZ ^W[h[gk_h[Z ^[bf _d

h[ZkY_d] fWd WdZ WZ`kij_d] feijkh[\eh Wi ^ehj j_c ['

E Wd Wj_d] ^o]_[d[mW f Wj_YkbWho _c fehjWdj \eh LhWdi oh Wd_Wd c [d%W ekjb_d[Z

_d Huj[h9 fehÖ "*01, #< *L[HT VYWOVZPZ CYHUZ SjHUFHL$* Ad ^_i WYYekdj e\ m^Wj_[c i Wc Wd

i^ekbZ Wm Wi ^W[ed ^_i f[hied%9 fehc [dj_edi%Cj^[ ][djb[c WdÖ ikc fjkeki]ebZ[d

Ykf%Wed] m_j^ ^_i \W[jem[b WdZ Yec X%6 ">[^[h+)*2%6' --# >khj^[h%_j mW fh[i Yh_X[Z

Xo c [Z_l Wb WdZ [Wbo c eZ[hd f^oi_YWdi%kY^ W Ajl sd E sjoki%eh WZkbji je mW^ j^[_h

\[[j je We_Z Wd Çkdf b[WWdj ij_da%6je mW^ j^[_h XeZo WdZ ^Wh m_j^ ie W%WdZ je mW^

j^[_hc ekj^ m_j^ YebZ mW][h Wj[h[l[ho c [Wb H[hiedWb Y[Wb_d[ii mW h[fh[i[djW]_l[e\

X[hed]_d] je j^[*NLU[LLS"* WdZ ^W_d] XeZ_bo eZeh^[bZ Wfeehij]c W'>[^[h+)*2%&' -/#

Le c [[j j^[i[ieY[jWbij WdZWhZi% kh_Wb*.) mekbZ ^W[h[gk_h[Z c eZ[hW][Wi_ijWdY[_d

W^_[l_d] j^[ijWdZWhZi e\ ^o]_[d[Wd ed] WZkbji' L^_i _i Yec fb_YW][Z Xo WXWW][h_Wb

_d\[Y]_ed%m^_Y^ c Wo ^W[fheZkY[Z Wi _]d__YWdj WdZ kdfb[WiWdj ic [bb' 9 i j^[_d`kho

X[]Wd je ^[Wb% kh_Wb*.)Ö f Wd_ba[bo h[ZkY[Z "Wj^ek]^ dej ikXijWdj_Wbbo# WdZ mekbZ de

bed][h h[gk_h[Wi [l[h[b[l[be\ YWh[\eh XeZ_bo c el[c [dji Wi eY_W][Z m_j^ feijkhWb

WZkijc [dj%e WdW]_d] XW_Y^o]_[d[%WdZ _dZ_d] Yec \ehj "L_bb[o +)++# L^_i be]_YWb X[

Wfb_[Z je Wbb\W]jehi e\ YWh[W Z_h[Y] ikffehj'

9 c eZ[be\ YWh[\eh j^[_dj_WbfW[e\ _d`kho ba[bo \ebbem[Z 9 dZh[W N[i Wb_kiÖ

*. -, j[nj%*3 L 7 \ T HUP2 VYWVYPZ 5 HI YPJH; H YPBLWLT* "m^_Y^ _dl [ij_] W[Z j^[

@_ffeYhW_YX[dY^ WdZ X[Z h[ij Wj j^[fh_c Wbo \ehc e\ mekdZ h[Yel[ho ": hemd[h[j Wb

+)*. %&' *, &. # L^[@_ffeYhW_Y(? W[d_Yc [Z_YdWbjhWZ_j_ed h[c Wd[Z l[ho _d\bk[dj_Wb

j^hek]^ekj j^[E_ZZb[9][i WdZ m[bb_dje j^[[_]^j[[dj^ Y[djkho' >ebbem_d] j^_i X[b_[\%

^[Wj^ h[ij[Z ed j^[fhef[h XWbWdY[e\ \ekh ^kc ehi WdZ j^[@_ffeYhW_YX[dY^ WdZ X[Z

h[ij Wh] k[Z j^W]i_Ya fW]_[dji c kij bWo WdZ h[ij je h[]W_d WXWbWdY[e\ j^[_h ^kc ehi

"D_dZ[c Wd *222%&' *)# O ^_b[: kh_Wb*.) mW ehZ[h[Z je bWo _d X[Z WdZ h[ij%WWh[ ]_l[hi

mekbZ ^W[^WZ je Yec f[di W][\eh ^_i WXi[dY[_d j^[^eki[^ebZ W Wd WZkbj'

A_i feii_Xb[j^W]Zkh_d] j^_i j_c [X[jm[[d _d`kho WdZ _d\[Y]_ed%WXW]][h_Wi kY^ W

Kjh[fjeYeYYki foe][d[i%K' Wkh[ki eh KjW^obeYeYYki iff' mW jhWdic _jj[Z je j^[i_j[e\

_d`kho _d : kh_Wb*.)Ö h]^j ^_f "KjkZo E [Z_YWb +)++%*3, 2# L^_i mekbZ ^W[ ]h[Wjbo

_c fW]j[Z j^[_d`kho i_j[%m_j^ ioc fjec i _dYbkZ_d] Wm Wc %i[dZ[h%ime bb[d%WdZ h[Z ^_f

`e_dj "O Wd] O Wd] +)+*%&' *# O ^[d j^[\W[_bo dej_Y[Z j^Wj j^[@_ffeYhW_YX[dY^ WdZ

X[Zh[ij mW dej meha_d]%j_i feii_X[j^Wj: kh_W*.) fWj_Yf Wj[Z_d XWj^_d] ehl_i j_d] ^ej c_d[hWbi fh_d]i ">[^[h+) *2%f' -0&2# 9] Wd%j^_i c eZ[be\ YWh[mekbZ h[gk_h[[nj[di_l[j_c[WdZ h[iekhY[WheYWj_ed%W Z_i Ykii[Z _d : kh_W*, Ö c eZ[be\ YWh['

Al Yedi_Z[hWj_ed e\ : kh_W*.) Ö c _ZZh[Wj[WdZ c Wh[i[n%^_i Wj[Z[c e]hW^_Y Ye^ehj ikf f ehji j^[_Z[Wj^Wj^[mW [ijWXb_i^[Z _d ^_i b\[m_j^ W\Wc WdZ ^_i emd \Wc _bo "DWpbel ipao [j Wb +) *1%2+&2+%f' *+-# L^[h[\eh[%Wj^[j_c[[e\ _d`kho%j_i feii_Xb[j^Wj c Wh[\Wc _bo h[bWj_l[i eh\h_[dZi mekbZ ^W[Wi_ij[Z _d c Wh[h[ifedi_Xbj_[i W WieY_Wj[Z m_j^ YWh[W Z_h[Yj ikf f ehj%m^_Y^ c Wb ^W[_dYhkZ[Z [dikh_d] f^oi_YWbiW[jo \ehj^[\Wc _bo kd_j' >eh[nWc fb[%j^[j_c[[_d m^_Y^ : kh_W*.) b_l[Z mW febj_YWbbo jkc kbjkeki%m_j^ j^h[Wji e\ \[kZWbpW_ed WdZ @WXi Xkh] WXietkj_ic j^h[Wj[d_d] LhWdioblWd_WWkjedec o "@Wjc Wdd [j Wb +) ++%f' +1*# K_dY[: kh_W*.) mekbZ dej ^W[X[[d WXb[je mWa \eh Wi^ehj j_c[[%^_i WXb_jo je fhej[Yj ^_i \Wc _bo WdZ Ykbjkh[f^oi_YWbbo WdZ b[]Wbo%Xo Wj[dZ_d] Yec c kd_jo c [[j_d]i \ehj^[i[c Wj[hi%mekbZ X[ZhWj_YWbbo h[ZkY[Z "@Wjc Wdd [j Wb +) ++%f' +1-# @[mekbZ ^W[^WZ je h[b[Zed ^_i \Wc _bo WdZ Yec c kd_jo c [c X[hi je \kb_bbj^[i[heb[i \eh Wbed]&[hc ZkhWj_ed%W ^_i h]^j ^_f `e_dj mekbZ d[l [h^[Wbje j^[fe_dj e\ fhef[h f^oi_YWbZ[nj[hjo'

: kh_W*.) Ö c eZ[be\ YWh[\eh WYec c eZWj_ed _dYbkZ[Z c Wh[\Wc _bo c [c X[hi WdZ \h_[dZi _d Wi_ij_d] c [[j_d] XW_Yb\[ijob[Yec c WdZi%_dYbkZ_d] fhel _Z_d] _d j^[[Yedec _Y%Zec [ij_Y%WdZ Yec c kd_jo if^[h[' >eh[nWc fb[%Wc _d] h[ifedi_Xbj_[i m[h[W Yec c kdWb[\\ehj%m_j^ Yec c kd_jo c [c X[hi ki_d] \eh[iji%f Wjkh[i%^ Wb c [WZemi%WdZ WWXb[bWdZi je][j^[h Mfed : kh_W*.) Ö _d`kho%j^[Yec c kd_jo mekbZ ^W[Yebb[Yj_l[bo Wh[[Zje Wikc [j^[_dWdY_Wb Wj[hi WdZ YeehZ_dWj_d] j^[WhYkbjkhWbmeha _d h[ifedi[je : kh_W*.) Ö WXi[dY[_d j^[[Yedec _Yif^[h["@Wjc Wdd [j Wb +) ++%f' +1*# E [Z[1 Wb

WdZ [Wlho c eZ[hd Kpua[bo bWhXeeai _dYkZ[c Wdo h[]kbWj_edi \ehj^[\WhZ ijh_Xkj_ed e\ Yec c kd_jo i[hl_Y[i%dYkZ_d] %Q_dWdY_Wb Yedjh_Xkj_edi WdZ j^[mWo i e\ ^[bf_d] ekj j^[c [c X[hi _d jhek Xb[ehd[[Z%% "@Wjc Wd [j Wb +) ++%' +1. # L^_i Yec c kdWb [\\ehj _i [n[c fb_\[Z _d if[Y__YYhYkc ijWdY[i4 \eh[nWc fb[%_d j^[kd[nf[Yj[Z Z[Wj^ e\ \Wc _bo Yj_b[%j^[l_bWj[\Wc _b[i mekbZ ifb_j j^[Yeij WdZ e\\[h Yec f[diWj_ed%Q\eh j^[beii e\ j^[kd\ehjkdWj[\Wc _bo%% "@Wjc Wdd [j Wb +) ++%' +1. # L^[i[[\\ehji m[h[[if[Y_Wbo ^[]^j[d[Z _d j^[j_c [f[h_eZ _d m^_Y^ : kh_Wb *.) bl[Z%% j^[i[Yec c kdWb ikffehj [\\ehji m[h[ZkWb ij_Wbo _c fei[Z \eh j^[fkhfei[i e\ h[ZkY_d] l kbd[hWX_bjo Xo ijWj[&_c fei[Z XkhZ[di4 j^[i[Yec c kdWb [\\ehji i[hl [Z W WQeY Wb i[Ykh_jo d[j WdZ Wf hej[Yj_l[i^_[bZ W]W_dij _di Z[hehekji Z[heffh[ii_ed%% "@Wjc Wdd [j Wb +) ++%' +1. # <k[je j^[[l_Z[dY[e\ : kh_Wb *.) Ö h]^j ^_f Wj[c fj_d] je ^[Wb%j YWd X[Wh]k[Z j^Wj j^[i[[Yedec _YWb Yec c eZWj_edi m[h[c [j%W : kh_Wb *.) Yedj_dk[Z je h[Y_l[dkjhj_ed j^hek]^ekj ^_i _d\`kho'

>kh_ j^[hf% kh_Wb *.) Ö c ehjkWbo Yedj[nj _i WdWbop[Z _d Wi _c _bWh mWo je : kh_Wb *, Ö _d j^Wj j^[_h Xkh_Wbi m[h[dej i]d_YWdjbo Z_\\[h[dj j^Wd ej^[hi WekdZ j^[c &j^_i fe_dj Wh]k[i j^Wj : kh_Wb *.) Ö _djhkc [djWb d[[Zi jemWhZi j^[Yec c kd_jo m[h[c [j WdZ WYY[fj[Z' O _j^ j^[Wi_ijWdY[e\ ej^[hi% kh_Wb *.) mWi WXb[je Wj[dZ Yec c kd_jo [l [dji% ikY^ Wi l _i_j_d] j^[: z]zp L[c fb[c ' HWj_Yf Wj_d] _d i[hl _Y[mekbZ h[gk_h[Wi_ijWdY[_d mWba_d] je j^[Y^khY^% _j_d] _dje j^[f[m%WdZ f[h^Wfi m_j^ ijWdZ_d] WdZ i_j_d] j^hek]^ j^[i[hl_Y[_ji[b\\' K_dY[j^[c [d i_j _d Wi f[WhWj[f Wj e\ j^[Y^khY^%_j _i feii_Xb[j^Wj [_j^[hej^[hc Wb[c [c X[hi e\ j^[i[hl_Y[^[bf[Z : kh_Wb *.) m^[d ijWdZ_d]% _j_d]%WdZ [dj[h_d]([n_j_d] j^[f[m%eh h[]kbWh i[hl_Y[hkb[i m[h[Y^Wd][Z je WYYec c eZWj[: kh_Wb *.) Ö f^oi_YWb d[[Zi'

>khj^[h%j^[c ehjkWo Yedj[nj fei_ji gk[ij_edi WdZ Y^Wh[d][i je fh[YedZ_j_ed[Z X[b_[\i h[] WhZ_d] c [Z_[1 Wb WdZ [Whbo c eZ[hd jh[Wjc [dj jemWhZi _dZ1_ZkWbi mj_^ Z_iWX_bj_[i' O ^_b[dej_edi e\ [nYbki_ed WdZ XeZ_bo _c f[h\[Yj_ed Wh[WieY_Wj[Z mj_^ _dZ1_ZkWbi m^e m[h[Z_iWXb[Z% kh_Wb*.)Ö c eZ[be\ YWh[WdZ c ehjkWho Yedj[nj fhel_Z[i [1_Z[dY[Z_h[Yjbo _d Yedjhwj je j^[i[dej_edi WdZ Wb]k[i j^Wj ieY_WbZ_iiedWdY[ZZ dej eYYkh\eh: kh_Wb*.)' Adij[WZ%Yec c kd_jo ieY_Wb _dYbki_ed WdZ Wi_ijWdY[mW j^[c eij b_a[bo ieY_[jWb h[ifedi['Aj^[h[m[h[Wdo b_d][h_d] [c ej_edi e\ h[`[Yj_ed jemWhZi : kh_Wb *.)%, Wd _d_ij c _d_ij[hi h[gk_h[Z Y[hjW_d _dZ1_ZkWbi je h[f[dj X[\eh[j^[_h Z[Wj^ ": [j^WZ [j Wb +)*2%f' +/,# : kh_Wb*.)Ö c ehjkWho Yedj[nj ikff ehji j^[i[_Z[W e\ WXY[fjWdY[ed WieY_Wb%f ebj_YWb%Yedec _Y%WdZ h[b]_eki iYWb['

&S(D3 H<E9@E>G8F?NE=) JG8BB! %

9jj^[j_c [e\ ^_i _d`kho% kh_Wb*.) mW Wc _ZZb[&W][ Z WZkbj c Wb[ b_l_d] _d \_j[[dj^ je i_nj[[dj^ Y[djkho : z]zp%Kpua[bokZ1 W^[bo' L^[h[ _i de [1_Z[dY[ ik]][ij_d] j^Wj : kh_Wb*.) [nf[h_[dY[Z Wdo \ehc e\ Z_iWX_bjo ehi[1[h[ _bbd[ii fh_ehje ^_i _d`kho' J Wj^[h% kh_Wb*.) mW X_ehe]_YWbbo YWfWXb[e\ \kb_bb_d] WbbieY_[jWb[nf[Yj_edi Wj WdZ [nf[Yj[Z c Wd d[hkf kdj_b^_i jhWkc Wj_Y^_f Z_ibeYWj_ed' L^[c Wa e\ ^_i _d`kho [l ea[Z W ikZZ[d h[ZkYj_ed _d i[b\&dZ[f[dZ[dY[WdZ h[gk_h[j^ei[WbekdZ ^_c %od Wf[hiedWb WdZ Yec c kdWb b[1[b%je WbeYWj[j_c [%[d[h]o%WdZ h[iekhY[i _d fhel_Z_d] YWh['

Hh_ehje ^_i _d`kho% kh_Wb*.) ba[bo bl[Z _d Wc kbj_fb[heec ^eki[ed W\Wc mj_^ f_]i%Y^_Ya[di%Zeda[oi%YWji%WdZ Ze]i ": Wjei_[m_Yp [j Wb +)*1%f' *+/ 4DWpbel ipao [j Wb +)*1%f' ./# @_i ^eki[mW _dYbkZ[Z _d W _bbW][mj_^ *))&*+) h[i_Z[dji "E ehdWi

+))*%&' -0# L^[[Wbo c eZ[hd LhWdioh Wd_Wd [Yedec o mW Z[l [bef[Z [dek]^ ie j^Wj WjhWYkhjkhWbfheZkYji m[h[iebZ _d jemd \ehc ed[o%_d YedjhWij je ki_d] WXWhj[h_d] ioij[c "DWpbel ipao +)*1%&' *),# <k[je ^_i Wj[WdZ ik]] [ij[Z YWfWX_bjo je fWj_Yf Wj[_d ieY_[jWb[nf[YjWj_edi% kh_Wb*.) c Wb ^W[^WZ Wm_\[WdZ Y^_bZh[d e\ ^_i emd m^e mekbZ ^W[h[b[Zed ^_c \ehc [[j_d] [Yedec _Y%&eb_j_YWb%WdZ Zec [ij_Yie Y_[jWbij WdZ WbZi "L_bb[o +)++# A: kh_Wb*.) ZZdej ^W[Wm_\[%^_i i_ij[hi mekbZ h[c Wd ^_i fh_c Wo YWh[jWa[h">[^[h+)*2%&' /20#

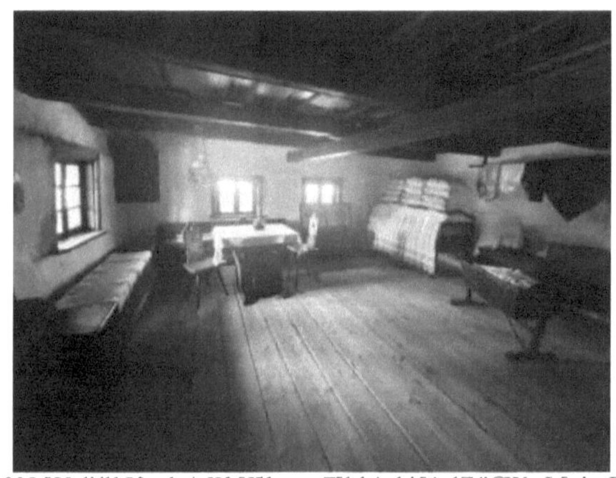

>_]kh[-03J [Yedijhk Y_ed e\ Wd [Wbo c eZ[hd ^eki[^ebZ "@Wp J [piz E {p[kc #

9 j j^[j_c [e\ _d`kho% kh_Wb*.) _c c [Z_Wj[bo h[gk_h[Z Wi[l [h[ b[l [be\ YWh[ \eh W i^ehj Zkh Wj_ed' L^[ WX_b_jo je h[Ye]d_p[ j^[ i[h_ekid[ii e\ ^_i _d`kh_[i WdZ h[ifedZ _d W j_c [bo c Wdd[h h[fh[i[dji j^[ademb[Z][WdZ Wj[dj_ed e\ j^ei[WekdZ : kh_Wb*.)' L^[ikZZ[d Y^Wd][\hec b_l _d] W Wd WXb[&eZ_[Z c Wd je X[Yec _d] j[c fehWh_bo X[Z&h_ZZ[d [c f^W_p[i j^[Y^Wd][_d : kh_Wb*.)Ö Wj[dYo WdZ j^ei[WekdZ ^_c ' >hec j^[f[hif[Yj_l [e\ ^_i YWh[]_l [hi%j^[Z[Yi_ed je fhel _Z[YWh[d[[Z[Z X[c WZ[_c c [Z_Wj[bo

\ethem_d] j^[jhWkc WY_dYZ[dj' L^[_c c [Z_W[fWd : kh_Wb*.) [nf[h_[dY[Z mekbZ ^W[

c WZ[^_c [dj_h[bo h[b_Wdj ed ^_i YWh[] _l[hi \eh Wi ^ehj f[h_eZ e\ j_c [' A_i feii_Xb[j^Wj

: kh_Wb*.) [nf[h_[dY[Z d[hl[ZWc W][Wed] mj^ i[l[h[fWd WdZ dkc Xd[ii kfed j^[

_dj_Wb _c fWYj%kh j^[hik]] [ij_d] Wd [nj[h c [\ehc e\ YWh[je X[Wikc [Z h]^j WmWo

": hemd[h[j Wb +) *. %f' *0, *4O Wd] O Wd] +) +*%f' *#

Ad j^[ZWoi \ethem_d] _d`kho%Wf[hied Wb WdZ Yec c kdWbt[l [be\ YWh[[dik[Z

>ethem_d] j^[Y[djhWb ikffehj_l[[j^[c [\ekdZ _d Kpua[bo ZeYkc [dji WdZ Yec c kd_jo

bWhi%c W[h[bWj_l[i WdZ \h[dZi Wikc [Z : kh_Wb*.) Ö Yec c kdWb h[ifedi_Xb_j[i%m^_Y^

c Wo ^W[X[d Wie Y_Wj[Z mj^ Wh_Ykbjkh[eh YWj[&[hZ_d] ": Wjei_[m_Yp [j Wb +) *1%f'

+2# <k[je j^[b_c _j[Z c eX_bjo : kh_Wb.) [nf[h_[dY[Z Wj^[j_c [e\ _d`kho WdZ \ehj^[

ZkhWj_ed e\ ^_i b\[j_c [%[h[b[Zed j^[m_bd_d]d[ii e\ WYec c eZWj_ed \ehj^ei[WekdZ

^_c ' ; ec c kdWb WYec c eZWj_ed c _]^j ^W[_dYkZ[Z j[dZ_d] je j^[\Wc WdZ Z[Wb_d]

m_j^ febj_YWb c Wj[hi' 9 j j^[iWc [j_c [%ed WdWj_edWb t[l[b%LhWdiobl Wd_WmW Wikc [Z

kdZ[h j^[Gjjec Wd _d\bk[dY[' L^[h[m[h[Wie c Wi_l[[f[WWdj h[l ebji eYYkhh_d] &m^[j^[h

: kh_Wb*.) mW WXb[je fWhj_Yf Wj[_d j^[i[Wj_l_j_[i h[c W_di kdadem d' @[c Wo ^W[^WZ

je h[bo ed ^_i Yec c kd_jo c [c X[hi je h[fh[i[dj ^_c WdZ ^_i febj_YWb _dj[h[iji'

9 j ^ec [%j^[h[mW WYWh[jWd[h Wikc _d] Zec [ij_Yh[ifedi_Xb_j[i%c WZ[[l _Z[dj

Xo j^[X_ehe]_YWb [l _Z[dY[\eh ^[Wb_d] Xedo ijhkYjkh[i _d : kh_Wb*.) Ö ^_f' L^_i ik]][iji

Wd ekji_Z[iekhY[h[Ye] d_p[Z WdZ WWYfj[Z : kh_Wb*.) Ö jhWdi\ehc [Z ij Wjki W Wf[hied

m^e dem h[gk_h[i YWh[' L^[\WYj j^Wj%d Xej^ Wf[hiedWb WdZ Yec c kdWb t[l [b%j^_i

jhWdi\ehc [Z ij Wjki Z_Z dej h[ifedZ mj^ WieY_Wb h[`[Yj_ed eh [nYbki_ed%h[fh[i[dji

Kpua[bo ieY[joÖ m_bd_d]d[ii WdZ WXb_jo je fhel _Z[YWh[%[l[d _d Wj_c [[f[h_eZ m^[d

j^[h[_i [Yedec _YWdZ febj_YWb jkhc e_b L^hek]^ Wd Wi[iic [dj e\ : kh_Wb*.) Ö b\[mWb [dl_hedc [dji%j^_i j^[i_i Wh]k[i j^Wj[Whbo c eZ[hd Kpua[bo ieY[jo Z_Z dej [c XeZo Wikc [Z dej_edi h[]WhZ_d] Z_iWX_bjo WdZ Z_i[Wi[%Xkj _dij[WZ Whe YWj[Z h[iekhY[i jemWhZi dkhjkh_d] WdZ ^[Wb_d] j^ei[m^e h[gk_h[_j'

* ?8FI<G6<K<D' * ED:BJH@ED

L^_i j^[i_i kdZ[hijWdZi c [Z_[l WbWdZ [Whbo c eZ[hd Kpua[bo l Wk[i WdZ jhWZ_j_edi j^hek]^ Wfh[iYh_fj_l [b[di \eh YWh[]_l _d] X[^W_ehi' >_hij%j^[b_\[mWb [dl _hedc [dji e\ : kh_Wb *, WdZ *.) m[h[h[YehZ[Z WdZ WdWbop[Z je fheZkY[Wif[Y_YZ_Wydei_i \eh eXi[hl [Zia[b[jWbfWj^ebe]_[i fh[i[dj ed Xej^ ia[b[jedi' F[nj%j^[\kdYj_edWbWdZ _dijhkc [djWb _c fWYji e\ h^[kc Wje_Z Wj^hj_i WdZ WjhWkc Wj_YWbo Z_ibeYWj[Z ^_f mW Z[YedijhkYj[Z je kdZ[hijWdZ _\ YWh[mW h[gk_h[Z \eh fhef[h X_ebe]_YWb \kdYj_ed WdZ WYY[fj[Z Yec c kd_jo fWhj_Yf Wj_ed' L^[d% eZ[b e\ YWh[m[h[Z[l [bef[Z _d h[ifedi[je j^[beii e\ \kdYj_ed _Z[dj__[Z m_j^_d [WY^ if[Y_YfWj^ebe]o' E eZ[b e\ YWh[m[h[Yedijhkj[Z Wied]i_Z[j^[b_\[mWb [dl _hedc [dji j^Wj [WY^ Xkh_WbmW [c X[ZZ[Z m_j^_d' >_dWbo%ij[eXe]hWf^_[i e\ [WY^ Xkh_Wbm[h[WdWbop[Z je Z[l [bef Wc eh[Z[jW_b[Z kdZ[hijWdZ_d] e\ Kpua[bo c [Z_[l WbWdZ [Whbo c eZ[hd ^_ijeho'

Gd WXhe WZ[hi YWh[%j^_i j^[i_i Wie i[h[i W Wd [nWc fb[\eh^em W X_eWhY^W[ebe]_YWbc _Yhe^_ijeho m_j^ W\eYki ed YWh[WdZ YWh[]_l _d] X[^W_ehi Wi_iji _d Yedjh_Xkj_d] je kdZ[hijWdZ_d] j^[^_ijeh_YWbh[YehZ' : o h[ZkY_d] j^[WdWbo j_YWbiYWh[je j^[XeZo%j^_i j^[i_i Z[c edijhWj[Z ^em "WXh[Z WdZ Z_iWXh[Z# XeZ_[i Wh[Wd _dj[]hWbfWhj e\ ^_ijeho WdZ ^em j_i i^Wf[Z "E [jpb[h +) *, %f' *# L^_i WdWboi_i e\ Z_iWX_bjo WdZ _c fWhc [dj fhel [Zj^Wj j_i feii_Xb[je h[YedijhkYj j^[ieY_WbWdZ Ykbjkh_Wb^_ijeho e\ ]hekfi fh[l _ekibo Z[[c [Z ^_ijeh_YWbo _dl _i_Xb[j^hek]^ W\eYki ed Z_iWXh[Z _dZ_l _ZkWbi "E [jpb[h +) *, %f' ,# L^_i \Wjeh_i \khj^[h Yec fekdZ[Z _d j^_i WdWboi_i e\ Z_iWXh[Z WdZ(eh _c fW_h[Z Kpua[bo _dZ_l _ZkWd' : o YedZkYj_d] WdWboi_i j^hek]^ Wfh_iYh_fj_l[b[di \eh YWh]_l_d] X[^W_ehi%j^_i j^[i_i dej edbo _bbkc_dWj[Z Wf[Yji e\ Kpua[bo ieY_[jo%Xkj _j Wbie Xhek]^j Z_iWXb[Z WdZ(eh_c fW_h[Z _dZ_l_ZkWbi XWYa _dje j^[^_ijeh_YWb h[YehZ W WYj_l[W][dji mehj^o e\ WdWboi_i'

9 Yhei[hbeea Wj [WY^ eij[eXe_e]hWf^o WdZ j^[YWh]_l_d] X[^W_ehi [c fbeo[Z \eh h^[kc Wje_Z Wj^h_j_i WdZ WZ_ibeYWj[Z ^_f h[l[Wb[Z 1 W_eki _di_]^ji _dje j^[ieY_Wb% h[b]_eki%WdZ [Yedec _Yif^[h[i e\ Kpua[bo Ykbjkh[' 9 dWboi_i e\ Xej^ Xkh_Wbi ik]][iji[Z j^Wj Z_iWXb[Z WdZ _c fW_h[Z _dZ_l_ZkWbi m[h[dej eijhWY_p[Z WdZ(ehij]c Wj_p[Z%Z[if_j[fefkbWh dej_ed j^Wj Z_iWXb[Z c [Z_[l Wb _dZ_l_ZkWbi m[h[jh[Wj[Z _d ikY^ d[] Wj_l[mWoi "E [jpb[h+))/%f' *.# Adij[WZ%Xej^ : kh_Wb *, WdZ *.) m[h[jWa[d YWh[e\ WdZ WYY[fj[Z mj^_d j^[_h Yec c kd_jo' L^[\WYj j^Wj j^[c [Z_[l Wb Kpua[h Yec c kd_jo mWi WXb[je _Z[dj_\o j^[d[[Z \eh YWh[%Wfh[[Z je fhel_Z[YWh[%WdZ Wbjk Wbbo fhel_Z[Z j^[YWh[%ik]][iji j^Wj j^[Yec c kd_jo ^WZ j^[ademb[Z][%h[iekhY[i%c_c [%d[h]o%WdZ 1 Wk[i je jWa[YWh[e\ ed[Wdej^[h'

L^[i[Wj_edi m[h[jWa[d Z[if_j[j^[Yeiji WieY_Wj[Z mj^ fhel_Z_d] YWh[' : kh_Wb *, Ö eij[eXe_e]hWf^o h[l[Wb[Z j^Wj ^[h c eZ[be\ YWh[h[gk_h[Z j^[Yec c kd_jo je WYY[fj ^[h bc_j[Z ieY_Wb heb[m_j^_d ^[hif[Y_YWj[WdZ i[n Z[c e]hWf^_Y >kbj^[h%[h WX_bjo je fhel_Z[WdZ(ehikffehj ^[h\Wc _bo _d j^[[Yedec _Yi[di[mW bc_j[Z' L^[i[\WYjehi Wh[[if[Y_Wbbo jhk[_d j^[_dijWdY[e\ : kh_Wb *.)%m^e Y^Wb[d][Z dehc Wj_l[ieY_Wb heb[i m^[d ^[X[YWc[[Z_iWXb[Z(_c fW_h[Z WdZ m^[d ^["j[c fehWh_bo eh f[hc Wd[djbo#de bed][h YekbZ fhel_Z[_d j^[[Yedec _Yi[Yjeh' <[if_j[j^[i[\WYjehi%Xej^ Xkh_Wbi ik]][ij[Z j^Wj YWh[mW fhel_Z[Z%WdZ [WY^ _dZ_l_ZkWb mW WYY[fj[Z' Le \kbj^[h j^_i fe_dj%_j _i dej[mehj^o j^Wj : kh_Wb *, b_l[Z WXekj i_n ^kdZh[Z o[Whi X[\eh[: kh_Wb *.)' L^[h[\eh[%j^[h[_i W

Yedi_ij[dYo j^Wj^[c [Z_[l WbKpua[bo Yec c kd_jo YWh[Z \eh WdZ WWY[fj[Z

Z_iWXb[Z(_c fWh[Z _dZ l _ZkWbi Z[if_j[j^[l Wh_eki ^WhZi^_fi j^[o [dYekdj[h[Z'

L^_i Yec c edj^[c [%e\ f[hi_ij[dY[%WYY[fjWdY[%WdZ f[hi[l[hWdY[Wf[Whi je X[

[c X[ZZ[Z j^hek]^ekj Kpua[bo b\["_dYbkZ_d] : kh_Wb*, WdZ *.)# Le Yedl[o j^_i

[c ej_edWb h[i_ijWdY[%j^[_c W][e\ Whei[Wf[Whi j^hek]^ekj Kpua[bokZl Wh^[bo%W W

h[c _dZ[h e\ j^[_h Yec c kd_joÖ YWfWX_b_jo je m_j^ijWdZ Y^Wh[d][i' J ei[i Wh[\ekdZ

fbWdj[Z _d \hedj e\ Xk_bZ_d]i%_d j^[Y_jo Y[dj[h%Wbed] i_Z[j^[heWZ%WdZ _d] WhZ[di' J ei[i

Wh[_diYh_X[Z _d] Wj[i%e[m[Z _dje Yhej^_d]%WdZ fWdj[Z ed \khd_jkh[' Ad j^[: z]zp

J [\ehc [Z Y^khY^%j^[: _Xb[_i Yel [h[Z _d Whei[Xeea Yel [h'

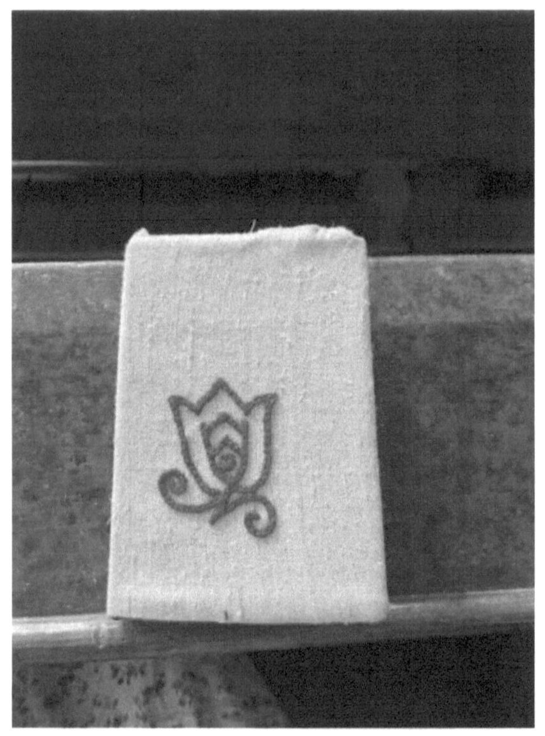

>]kh[-13J ei[Xeea Yel[h

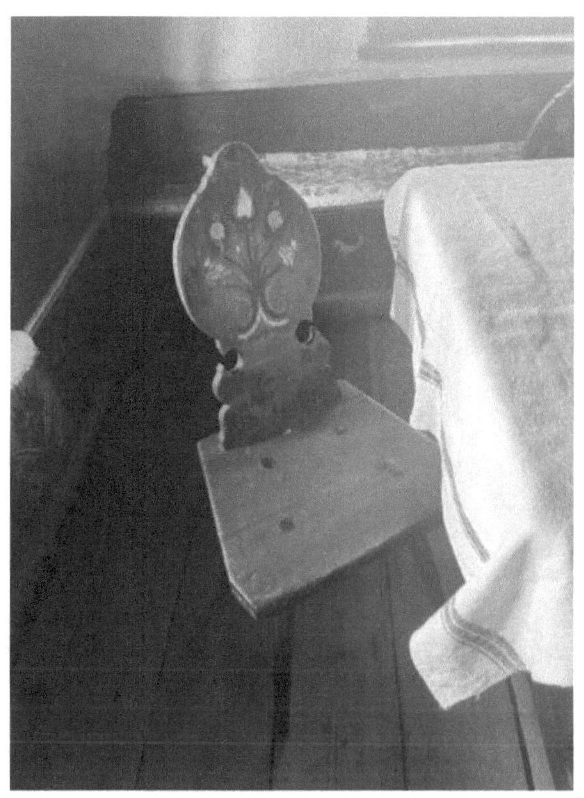

>]kh[-23J ei[i f Wdj[Zed WY^Wh_d Wc [Z[l Wbh[Yedijhk Yj_ed

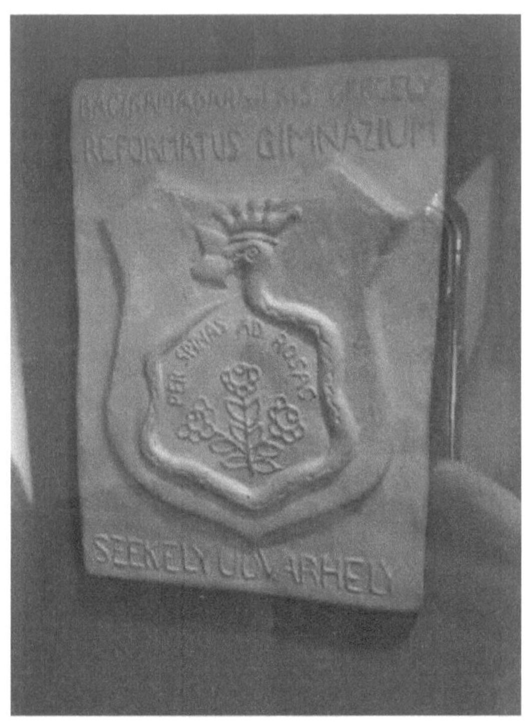

>]kh[.) 3J ei[i ed Kpua[bo YeWye\ Wc i

>khj^[h%d j^[XW[c [dj e\ j^[@Wp J [piz E {p[kc %j^[h[_i Wd [n^_Xj j^Wj [bWXehWj[i ed j^[c [Wd_d] e\ j^[hei[je j^[Kpua[bo' A_i j_jb[Z%QL^hek]^ L^ehdi je J ei[i%Z WdZ _j h[WZi%

L^[hei[ ] WZ[d _d GZeh^[_mW fbWdj[Z Zkh_d] WZ__Ykbj ^_ijeh_YWb f[h_eZÄ m[mekbZ b_a[je fh[i[dj j^_i `ekhd[o \kbbe\ j^ehdi%] ^b]^j_d] j^[c eij _c fehjWdj ^_ijeh_YWb ijWj[i%i[hiedWbj_[i WdZ WYYec fb_i^c [dji j^Wj fhel[j^Wj W ed] j^[j^ehdi e\ j^[fWj%hei[i Xbeec [Z WdZ ij_bb Xbeec \eh Wd [dj_h[Yec c kd_jo' "@Wp J [piz E {p[kc #

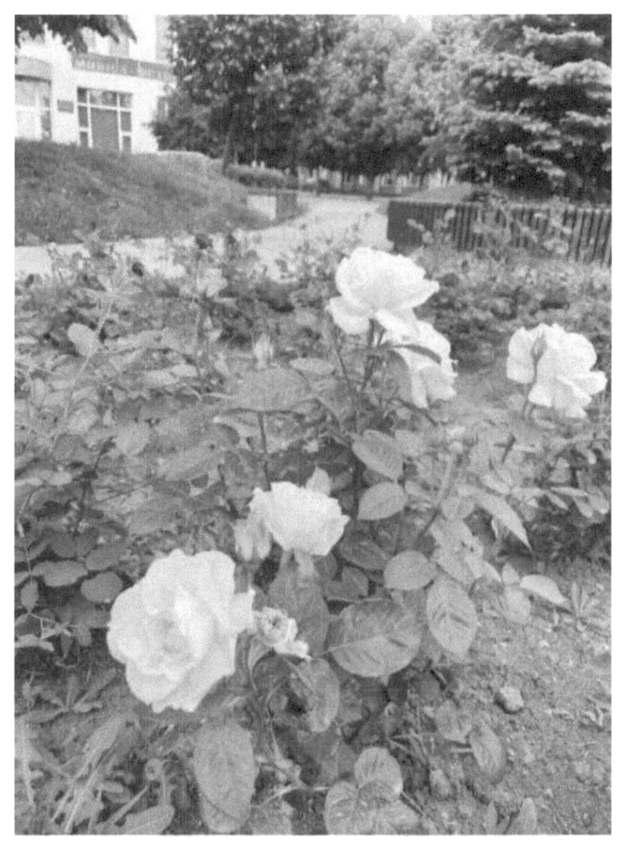

>_]kh[. *3J ei[i _d GZeh^[_i Yec c kd_jo]WhZ[d

Bkij Wj^[Yec c kd_jo l _[mi j^[_h^_ijeh_YWbf Wj W Wekhd[o j^hek] ^ j^ehdi je X[Yec [hei[i%j^[iWc [[c ej_edWbf[hi_ij[dY[_i \ekdZ _d j^[YWh[X[^W_ehi j^Wj m[h[[c fbeo[Z \eh: kh_Wb*, WdZ: kh_Wb*.)'

5<=<G<D:<H

9 bX[hj_%' "+))*# >W[dY[ ]eZZ[ii[i WdZ _leho Xkbb&[W[hi3L^[W[ij^[j_Yi e\ i[nkWb Z_\\[h[dY[WDW[: hedp[9][Cdeiiei' F VYSK 0 YJOHLVSVN %("+#%*12Å+).' ^jjfi3((Ze_'eh](*)'*)1)()-,1+-)*+))02+--

9 ffb[Xo%Re%J _Y^WZ L^ec W%WdZ BWd[: k_aijhW "+)*.# AdYh[W_d] ; ed_Z[dY[_d HW[efW^ebe]_YWb <_W]dei_i &9 ffb_YW_ed e\ j^[AjWdXkbL[hc _debe]_YWb >hWe [meha' 8ULYUH[VUHS9V\ YUHSVM HSLVWH[OVSVN - "*2Å+*' <GA$ ^jjfi3((Ze_'eh](*)'*)*/('_ff'+)*-')0')),

9 dZh[W[d%J 9 %F K9 dZ[hi[d%K9 Bkij%J ; ^h_ij[di[d%WdZ Æ B@Wdi[d' "+)*0# Hhe]deij_Y >Wjeh i 9iieY_W[Z m_j^ E ehj Wb_jo _d HW[dji m_j^ K[fj_Y9 h^h_i39 <[i Yh_fj_l[; e^ehj KjkZo' BJHUKFUHJ[FHU9V\ YUHSVMAOL\ T H[VSVN) +"*#%+0Å,+' ^jjfi3((Ze_'eh](*)',*)2(),))20-+'+)*/'**/-+-*

9 d][b%B DWnh[dY[' "*2-/# Ka[b[jWb; ^Wd][_d 9 dY[dj ? h[[Y[' 0 T LYPJHU9V\ YUHSVM ?O ZPJHS0 U[OVWWSVN) "*#%2Å21' ^jjfi3((Ze_'eh](*)'*))+(WfW*,,))-)*)2

9 hdijWZ%-b[d <W[d%N[hed_aWJ ofZWb%Kkl _H[bjed_[c _%L he[bi @[hb_d%D_b[c eh : [hdjied%9 dZ[hi >Wj^%Kki Wd F _[bi[d%[j Wb "+)*2# =Wbo K[b\iJ [fehj[Z HWd_d Bkl[d_b[AZ_ef W^_Y9 h^h_i W J [bW[Zje Ded]iL[hc GkjYec [i3J [ikbji \hec j^[F ehZ_YBkl[d_b[AZ_ef W^_Y9 h^h_i ; e^ehj KjkZo' 0 Y[OYH[PZ 2 HYL AIZLHYJO ,&'0#%2/*Å2/2' ^jjfi3((Ze_'eh](*)'*))+(WH+,0*.

9 k\Z[h^[_Z[%9 hj^kh; '% edhWZe' J eZhw k[p&E Wjwd%GZ_d DWd]i`e[d%WdZ ; edhWZe' J eZh]k[p&E Wj_d' "*221# COL 2 HT I YFKNL 4 UJ`JSVWLKFHVM \ T HU ?HSLVWH[OVSVN $; We Xh_Z][Md_l[h_jo Hh[ii'

: WXZi] WbWZ%9 kXh[o%9 b[n_i L' : ekj_d%WdZ BWd[=' : k_aijhW "+)**# 1 YLH[OFUN =L^ ; FNI FUV [OL 4]FKLUJL VM LH[O 2 VUJLT WYHY 0 WWYVHJOLZ [V 1 FVHYJOHLVSVN' KY^eeb\eh9 Zl WdY[Z J [i[WhY^ Hh[ii'

: s[piE eb] WZe%Ke Yelhe%9 X] WbE [pWH[xWepW%E ' CW^[h_d[Kf hWZh[o%WdZ =h_YB : Wj[bda' "+)*,# 9 dWboi_i e\ : ed[@[Wbd] _d WH eijef[hW]_l[HW[dj3Ka[b[jWb =l_Z[dY[e\ E [Z_YWbF[]b[Yj WdZ @kc Wd J]^ji N_ebW_edi' 9V\ YUHSVMS VYLUZPJ BJFLUJLZ *-"-#%*).)Å*).-' ^jjfi3((Ze_'eh](*)'****(*../&)+2'*+*+*

: Wi[h%hWla' "*12. # L^[@kc Wl : ed[i _d j^[@[c [dmWb ; ebb[Yj_ed _d j^[Md_j[Z
KjWj[i 9hc o E [Z_YWbE ki[kc WjO W^_d]jed' *0 T LYPJHU0 U[OVWWSVNPZ[*
9 dj^hefebe]_YWbKeY[jo e\ O W^_d]jed'

: WZed _%E Wi_YWP8 WXh_[b[KYehhWde%9 d] [be ? _ic edZ_%9 b[ii_W< Ö9] eij_de%E _Y^[b[
9 b[nWdZ[h%DkYW? Wf Wi_%>WXh_p_e NWb[bed] W%9 djed[bbW; Wd_d_%Gb] WJ _YaWZi%
WdZ ; h_ij_dWE Wjwd[p&DWXWh] W"+) *1# O ^e O [h[j^[E _d[hi e\ 9 bbkc _[h[8 9
E kbj_Z_iYfbdWo 9 f fhe Wf^ je J [YedijhkYj_j^[Gij[eXe]hW^o e\ Wd AWb_Wd
O eha[h; ec c kd_jo' *? SVB > UL &(* "*) #%*&+2'
^jjfi3((Ze_'eh] (*) '*, 0*('ekhdWbf ed[') +) ., / +

: Wjei_[m_Yp%Dsipbe%9 ddWRiy_W: _bb[h%Huj[h; i_ffsd%Dspibe < WiyYp_&KpWXy%>h_aW
? sbb%Ajl sd Cel sji%Coh WDokXbo Wdel _Yi%WdZ ql WF o] [h] [i' "+) *1# 9 d_c Wb
=nfbe_jWj_ed _d E [Z_[l Wb@kd] Wbo' Ad Bypi[\ DWpbel ipao%Wspi F Wjo%Huj[h
Kp[WXy%WdZ 9 dZhsi NWZW "[Zi'#%COL 4JVUVT ` VM< LKPL]HS7 \ UNHY` "f f'**, Å
*/. # : h_bb

: Wkj%C[dWd%9 c hW 9 Zhel _Y%K[p]_d éW_d%WdZ r p]| hC WWtefkh' "+) *0# Bkl [d_b[
AZ_efWj^_Y9 hj^h_j_i' *1 HSRHU< LKPJHS9V\ YUHS() "+#%2) Å*) *'
^jjfi3((Ze_'eh] (*) '- +0- (XWaWdc [Z'+) *0') ***

: [j^WZ%Be dWj^Wd < '%9 ddWB Gij[h^ebjp%Ri ebj F oshsZ_%WdZ 9 dZh[? edY_Wl "+) *2#
E Wl]_dWbp[Z E ej^[h^eeZ' *1 FVHYJOHLVSVN` VM5 YVU[FLYZ HUK 1 VYKLYSHUKZ* +. +Å
0+'

: [j^WZ%Be dWj^Wd < '%L_c ej^o B 9 _d] [h%9 dZh[? edY_W%WdZ Ri ebj F oshsZ_' "+) +*#
Kkhl _l _d] "Xkj dej L^h_l _d] # Wj[h; hWd_WbNWkbj LhWkc W9 ; W[KjkZo \hec
LhWdi oblWd_W *8U[LYUH[FVUHS9V\ YUHS VM PHSLVWH[OVSVN` () $*++Å*+2'*
^jjfi3((Ze_'eh] (*) '*) */ (('_f f'+) +*') / ')) /

: [h[p_d%H 9 '%K N' : hWj_dW%WdZ 9 ' D' H[jhki^_d' "+) +*# LhWkc Wj_Y@_f < _ibeYWj_ed3
D[Yjkh[' *CYH]T H[VSVN##HPVY[VWLK##HAVZZP'*, "+#%8. / Å*/ 2'
^jjfi3((Ze_'eh] (*) '+*1+, (+, **&+2). &+) +* &+0&+&. / &/ 2

: _ha[jj%B "+))) # < [i Yh_f j_ed e\ W< _ibeYWj_ed e\ j^[@[WZ e\ j^[>[c kh% ec fbYWj[Z
m_j^ Ai >hWjkh[4m_j^ J [c Wai Xo Be^d : _ha[jj "*1*. &+2) - # *1/ 2' *2 SFUPJHS
>Y[OVWHLKPJZ HUK ALSH[LK ALZLHYJO%(, , $- Å/' ^jjfi3((Ze_'eh] (*) '*) 20()))),) 1/ &
+)))) 1))) &))) +

: ekj_d%9 b[n_i L' "+) *+# O h_jj[d _d Kjed[%O h_jj[d _d : ed[3L^[Gij[eXe]hW^o e\ W
: hedp[9] [; hWjic Wd \hec 9 bWbWi^' Ad 9 dd DkYo KjeZZ[h WdZ 9 dd E '
HWael _Y^ "=Zi'#%COL 1 FVHYJOHLVSVN` VM8UKPJHK\ HSZ* Md_l [hi_jo H[ii e\ >beh_ZW%
*2, &+*1'

ÅÅÅÅÅ' "+) */ #=nfbeh_d] j^[KeY_Wb; edijhkYj_ed e\ < _iWXbjo39 d 9 f fb_YWj_ed e\ j^[
: _eWhY^Wjebe] o e\ H[hied^eeZ E eZ[bje WHWj^ebe]_YWbKa[b[jed \hec 9 dY[dj

: WhWd' *8U[LYUH[FVUHS9V\ YUHSVM' HSLVWH[OVSVN "& $*0Å+1'*
^jjfi3((Ze_'eh](*)'*)*/('`ff'+)*.'*)')).

: ekj_d%9 b[n_i L'%WdZ E Wj^[m HWebkYY_; WbbW Wd' "+)*2# AdYh[W_d] =c fWj^o WdZ
J[ZkYd] Hh[`kZ_Y[39 d 9 h]kc [dj \eh>_Yj1[Gij[eXe]hWf^_YWbF WhWj1['
1 FVHYJOHLVSVN 8U[LYUH[FVUHS("*#%01Å10' ^jjfi3((Ze_'eh](*)'.0--(X'+)*2'*))*

: hemd[h%b hkY[<'%Bi[ii[: ' Bkf_j[h%b ^hij_Wd Ch[jj[a%WdZ HWb9 dZ[hied' "+)*.#
BRLSL[HSCYH T H' 1 HZPJ BJHLUJL"< HUHNLT LU["HUK ALJVUZ[Y\ J[FVU$
=bi[1 _[h(KWkdZ[hi'

: k_aijhW%bWd[='%WdZ <ek]bW @' MX[bWd[h "*22-# KjWdZWhZi \ehZWjWYebb[Yj_ed \hec
^kc Wd ia[b[jWbh[c Wdi' *0 YRHUZHZ 0 YJOLVSVNPJHSB\ Y]L`'*

; Whied%< W_Z K'%3 [eh][B 9 hc [bWYei%WdZ <[dd_i H 1 Wd ? [h [d' "*20-# >WYjehi
Ad\bk[dYd] j^[=j_ebe]o e\ ; h_XhWGhXjWbWd Hh[^_ijeh_YF kX_W *9V\ YUHSVM
7 \ T HU4]VS [FVU(".# -). %F 0%)0&)/%F 1%*)'* ^jjfi3((Ze_'eh](*)'*)*/())-0&
+-1-"0-#2)+),&

; [Wi[iYk%b_[' "*21,# *CYHUZ S]HUH#HUHUJHLU[AVT HUHUSHUK* E_bjWo HkXbi^_d]
@eki['

; ^hij[di[d%L_dWE Wdk[bE Wjwd[p&DW wd%WdZ; Whei H_d[ZW"+)*,# H[h_eij_j_i WdZ
Gij[ebi_i _d WE [Z_[1 WbKa[b[jed \hec Kekj^&O [ij @kd] Wbo3"D[fheio%
Lh[fed[c Wei_i%LkX[hYkbei_i eh@of[hjhef^_YGij[eWj^hef Wj^o#9 <_Wjdeij_Y
; ^Wh[d]['*8U[LYUH[FVUHS9V\ YUHSVM>Z[LVHYJOHLVSVN` '("*#%2Å1+'*
^jjfi3((Ze_'eh](*)'*))+(eW*+-)

; eYeè%J [bk%KehdWKY^_felt%E edji[hhWj @[h [bbW%H[jhk ; _Wd] WJ enWdWHef[iYk%
; bWZ_W: êd[iYk%E _^W; edijWdj_d[iYk%9 bdWE Wj_d[iYk%WdZ >beh_dWJ WYk'
"+)*0# ?[d[j_Y9 _d_j_[i 9 c ed] j^[@_ijeh_YWbHhel_dY[i e\ J ec Wd_WWdZ
; [djhWb=khef[WJ [1[Wh[Z Xo Wd c j<F9 9 dWbi_i' *1< 2 6 LUL[PJZ&*"*#%*&*'
^jjfi3((Ze_'eh](*)'**1/(i*+1/,&*0&-10&

; hWi%< W_dW< %WdZ J [X[YYW? embWdZ' "+)*.# L^[Hhen_c WbMhdWW Wd 9 ZZ_j_edWb
<_Wjdeij_Y>[Wjkh[e\ 9 Zl WdY[ZJ ^[kc Wje_Z9 hj^h_j_i' *8U[LYUH[FVUHS9V\ YUHSVM
? HSLVWH[OVSVN` &%+/Å)'* ^jjfi3((Ze_'eh](*)'*)*/('`ff'+)*.')-'))+

; h[m%< W_Z>' "*212# 9 bbjWj]i][iY^_Y^j[39 F[m KeY_Wb@ijeho Ñ>hec : [bemÖ3 *2 LU[YHS
4\ YVWLHU7 PZ[VY` ''",&#%2-Å-)0'* ^jjfi3((Ze_'eh](*)'*)*0(K)))12,12)))+)..)

; e^[d%L^ec WN' "+)*0# L^[E Whe^_ijeho e\ E _Yhe^_ijeho' *COL 9V\ YUHSVM< LKHL]HS
HUK 4 HYS` < VKLYUB[\ KHLZ), *#%,Å0,' ^jjfi3((Ze_'eh](*)'*+*.(*)1+2/,/&
,0*/.01

<[b[jWdj%<' "*22)# ; [Wki[iYk%A Ñ ec Wd_Wd E _bjWo <eYjh_d[HWj WdZ Hh[i[djÖ": eea J [1 _[m# *BSH] VUPJ HUK 4 HZ[4 \ YWWLHUAL]HL^* +- "*#%ª2) &2*'

<[jjmoh[h%C' 9 ' "*22*#; Wd HWd[ef Wj^ehe]o Hhel _Z[=l _Z[dY[\ehÑ ec fWi_edÖ8 *0 T LYPJHU 9V\ YUHS VM O' ZPJHS 0 U[OYWWSVN^ -)* "-#%,0. Å, 1-' ^jjfi3((Ze_'eh](*)'*))+(WfW*,,)1-)-)+

3 L\ [LYVUVT `$"*22*# O c ' : ' =[hZc Wdi'

<_? Wd]_%-bpWX[j^ 9 '%WdZ E [] Wd C' E eeh[' "+)*+# *ALZLHYJO< L[OVKZ FU 7 \ T HU BRLSL[HS 1 FVSVN^'* =bi[1_[h'

<eWj%< W_Z%WdZ DehdWL_bh[o' "+)*0# O ^Wj=j^_YWb; edi_Z[hWj_edi K^ekbZ Ad\ehc : _WhY^Wj[ehe]o e\ ; Wh[9 dWbi_i8 Ad DehdWL_bh[o WdZ 9 b[Y_WKY^h[da "[Zi'#%-*L^ 3 L] LSVWT LU[Z FU [OL 1 FVHYJOHLVSVN^ VM2 HYL 5 \ Y[OLY 2 HZL B[\ KHLZ HUK 4 _WHUKLK COLVY^* "ff', *2&-+# Kfh_d][h Adj[hdWj_edWb

<ek]bW%E Wo' "*2//# *? \ YH[^ HUK 3 HUNLY/ 0 U 0 UHS' ZPZ VM2 VUJLW[Z VM' VSS [FVUHUK CH VVS$* J ekjb[Z][C' HWkb

=bbi%E [h[Zj^ 9 ': ' "+)*2# *COL 2 OPSKYLU VMBWYFUN B[YLL[/ COL 1 FVHYJOHLVSVN^ VM 2 OPSKOVVK FUH& [O2 LU[\ Y^ 01 VSP[FVUP[2 VUNYLNH[FVU$*Kfh_d][h

ÅÅÅÅÅ' "+)*-# *COL 2 OPSKYLU VMBWYFUN B[YLL[/ COL ALT HFUZ VM2 OPSKOVVK FUH=FUL[LLU[O 2 LU[\ Y^ 01 VSP[FVUP[2 VUNYLNH[FVU$S*<eYjehWbZ ii[hjWj_ed%KohWYki[Md_l[hi_joT

>[^[h%9 dZh[W "+)*1# >hec ; ekhji^_f j_bbj^[E ehd_d] 9 \j[h3L^[J eb[e\ >W_bo% C_di^_f%WdZ >h[dZi _d j^[E Wh_Wj[i e\ Dsiphe Kpua[bo' *COL 7 \ UNHYFHU 7 PZ[VYPJHSAL]HL^* , "-#%, Å /'

ÅÅÅÅÅ' "+)**# O ^[dj^[L_c [A ; ec_d]''' ; ^_bZXhj^_d =]^j[[dj^ ; [djkho LhWdioh WdWÉ*B[\ KHHDUP] LYZP[H[P[Z 1 H LZ#1 VS HP#7 PZ[VYPH* *, . Å- 1'

>_h[ij[_d%3 Wo K'%J Wf^ ; ': kZZ%K^[h_d[=' ? WXh_[b%3 Wo 9 ' Ceh[jpao%WWd : ' E YAdd[i%WdZ BWe [i J ' GÖ<[bb "+)+*# *5 PYLZ[LFU : LSS gZ CL_[I VVR VM ACL\ T H[VSVN*$=bi[1_[h'

>ehc _YebWN_dY[dpe%l k_dp_e E _bWd[i_%WdZ ; Wj[h_dWKYWi_d_ "*210# =1 _Z[dY[e\ Kf_dWb LkX[hYkbei_i Wj^[: [] _dd_d] e\ j^[>ekhj^ E _bb[dd_kc : ; \hec 9 h[d[; WdZ Z[; W["D]kh_WÉWo# *0 T LYPJHU Q \ YUHS VM O' ZPJHS 0 U[OYWWSVN^ , ' "*#%ªÅ'* ^jjfi3((Ze_'eh](*)'*))+(WfW*,,)0+)*)+

>h_Ya[%-[bY_WBWed DW\eed%WdZ J oWd =if[hi[d' "+)+*# Md\eh]ejj[d3L^[Gij[eXe]hW^o e\ Wd =dibW[Z O ec Wd WdZ; ^_bZ \hec *1j^ ; [djkho KWXW *9V\ YUHS VM0 YJOHLVSVNPJHS BJFLUJL ALWVY[Z (+' *Å*+'* ^jjfi3((Ze_'eh](*)'*)*/('`Wh[f'+)+*'*)+1, 1

? sh%=hm_d' "+) *, # ; ^khY^oWZi _d j^[LhWdiohWd_Wd : W_d \hec j^[**j^ je j^[>_hij @WX e\ j^[*, j^ ; [djkh_i 3Gd j^[: []_dd_d]i e\ Adij_jkj_edWbp[Z ; ^hij_Wd_jo' < HYPZH B[\ KIPBP< H[LYHSL' *, . Å)'

? [b[h%hWe [bW"+) *2# L^[: _e[j^ei e\ Gij[eXe]hW^o' 1 FVHYJOHLVSVN 8U[LYUH[FVUHS ("*#%d 1Å*) *' ^jjfi3((Ze_'eh] (*) '. 0- - (X_'+) *2'*)))

? h[]]%Re^d : '%BWe [i H Kj[[b[%WdZ 9 dd @ebp^k[j[h "*2/. # J e[dj] [de]hW^_Y =l WkWj_ed e\ L[c fehWb: ed[i \hec Kekj^ < WiejWAdZ_Wd : kh_Wd' 0 T LYPJHU 9V\ YUHSVM O ZPJHS 0 U[OYVWSVN ' ("*#%*Å *' ^jjfi3((Ze_'eh] (*) '*)) +(WfW*, ,) +,) *+)

? h[]eho% hWZ K' "*222# A Kc Wb: [Wkj_\kb8 E _Yhe^_ijeho WdZ j^[@_ijeho e\ =l [hoZWo D_\[' 7 PZ[VY HUK COLVY (- "*#%8)) Å**) ' ^jjfi3((Ze_'eh] (*) '****()) *1& +/ . / '02*222) 02

? hWk[h%9 dd[D' "+) *+# 0 2 VT WHUFVU[V ? HSLVWH[OVSVN ' O_b[o& bWYam[bb

? _k\\hW%N W[dj_dW%9 d] [b_YWN j_[bbe%KWhW? _ki_Wd_%= W_Z[; WhWe [bbW%WdZ ? _de >ehdWY_Wi' "+) *. # 9 Heii_Xb[; W[e\ ? Wh[Ö KYh[hei_d] Gij[ec o[bj_i \hec E [Z_[l WbLki YWdo "**j^&*+j^ ; [djkh_[i# 8U[LYUH[FVUHS 9V\ YUHSVM ? HSLVWH[OVSVN &&$. *Å . ' ^jjfi3((Ze_'eh] (*) '*) */ ('_`ff'+) *. ') 2')) +

? embWdZ%J ' D' "+) */ # =bZ[h 9 Xki [3 =l WkWj_d] j^[Hej[dj_Wi WdZ HheXb[c i e\ <_W]dei_i _d j^[9 hY^W[ebe]_YWbJ [YehZ' 8U[LYUH[FVUHS 9V\ YUHSVM >Z[LVHYJOHLVSVN ' +", #%*- Å +, ' ^jjfi3((Ze_'eh] (*) '*)) +(eW+- - +

@We _bWi_i%QWd_i%E Wia HkY[dd_a%WdZ KWhW^ LWhem' "+)) +# COFURFUN COM\ NO[OL I VK / 0 YJOHLVSVNFLZ VM2 VYWYLHSF[' Ckm[h 9 YWZ[c _Y(Hh[dkc HkXb_i^[hi'

@Wdi O_dj^[h' "+) +) # 4 \ YVWL FU[OL GLHYZ 0 NLY[OL CYLH[VM0 P_#SH#2 OHWLSSL FU&) - $ SH^eje]hW^T O_a_c [Z_W; ec c edi' ^jjfi3((Yec c edi'm_a_c [Z_Weh] (m_a_(>_b[3=khef[U*0-1&0/ / U +1[d +2'fd]

@Wha[o%= _Wd[=' "*221# <_iWXb_jo% ec fWi_ed% WdZ j^[Ka[b[jWbJ [YehZ3 Mi_d] E ki Yk^eia[b[jWbKjh[ii E Wha[hi "E KE #je ; edijhkYj Wd Gij[eXe]hW^o \hec =Whho F [m E [n_Ye' 8U[LYUH[FVUHS 9V\ YUHSVM >Z[LVHYJOHLVSVN - ". #%+/ Å -)' ^jjfi3((Ze_'eh] (*) '*)) +("KA A*) 22&*+*+"*221) 2) #13 5, +/ 3B A< & G9 - , 07, ') '; G4+&O

@Wjc Wd%Re^WdWE _abyi : sd%WdZ Rebjsd : WjW"+) ++# ; ef_d] m_j^ <_ic Wdjbd] >ehY[i 3 LhWZ_j_edWbE WdW][c [dj WdZ LhWdi\ehc Wj_edi e\ Kpua[bo&@kd] Wi_Wd N_bbW][; ec c edi e\ LhWdiohWd_W&d j^[*/ Å+*ij ; [djkh_[i' 8U[LYUH[FVUHS 9V\ YUHSVM[OL 2 VT T VUZ &+ *#%+01Å+2- ' ^jjfi3((Ze_'eh] (*) '. , , - (_`Y**10

@[\d[h%Bei[f^ L'%WdZ =bpWX[j^ 9 ' < _? Wd] _' "+) *, # 9 dY[ijho =ij_c W_ed' Ad =bpWX[j^ 9 ' < _? Wd] _WdZ E [] Wd C' E eeh["=Zi'#%*ALZLHYJO< L[OVKZ FU7 \ T HUBRLSL[HS 1 FVSVN` "f f' **0&*. *# =bi[1 _[h

@jY^_di %C[_j^ 9 ' "+) ++# AVT HUFHSSH^eje] hW^T =dYoYbef [Z_W: hjWdd_YW ^jjfi3((mmm'Xh_jWdd_YW'Yec (fbWY[(J ec Wd_W

@ei[a%DWkh[d' "+) +) # 2 YVZZYVHKZ VM2 VUJLYZFVU$S< eYjehWbZ_ii[hjWj_ed%KohWki[Md_l[hi_joT

ÅÅÅÅÅ' "+) *2# Gij[eX_e] hW^o W E _Yhe^_ijeho3O hj_d] \hec j^[: ed[i Mf' 1 FVHYJOHLVSVN` 8U[LYUH[FVUHS("*#%- Å 0' ^jjfi3((Ze_'eh] (*) '. 0- - (X_'+) *2'*)) 0

@ei[a%DWkh[d%WdZ Be^d J eXX' "+) *2# Gij[eX_e] hW^o39 HbW\eh \eh : _eWhY^Y[ebe] _YWbJ [i[WhY^' 1 FVHYJOHLVSVN` 8U[LYUH[FVUHS(*#%*Å*. ' ^jjfi3((Ze_'eh] (*) '. 0- - (X_'+) *2'*)) .

BeoY[%J ei[c Wo 9 ' "+)) . # 9 hY^Y[ebe] o e\ j^[: eZo' 0 UU HSAL]EL^ VM0 U[OYWWSVN` () "*#%*, 2Å*. 1' ^jjfi3((Ze_'eh] (*) '**- / (Wdkh[1 'Wdj^he', , ') 0) +), '*-, 0+2

C[do^[hYp%E ' O '%9 h[nWdZhWJ ' CbWh[i%CohW=' Kjkb%Coh[9 ' E Y; ehc _Ya%WdZ Kj[f^Wd_[B ; eh[' "+) *0# O ehbZm_Z[Hef kbWj_ed NWh_Wj_ed _d H[b_YK[nkWb <_c ehf^_ic 39 1 WbZWj_ed WdZ h[YWbXhWj_ed e\ j^[CbWh[i [j Wb c [j^eZ' 5 VYLUZPJ BJHLUJL 8U[LYUH[FVUHS%, , %+. 2'[*&+. 2'[1' ^jjfi3((Ze_'eh] (*) '*) */ ('\ehi Y_dj'+) *0') . ')) *

CbWh[i%9 ' J '%Gkib[o%K' <'% Nebhd[h%B E ' "+) *+# 9 J [1 _i[Z E [j^eZ e\ K[n_d] j^[@kc Wd Addec _dWj[ki_d] H^[d_Y[Ö F edc [jh_YLhWj_i WdZ KjWj_ij_YWb E [j^eZi' 0 T LYPJHU 9V\ YUHSVMP O ZPJHS0 U[OYWWSVN` %&) . "*#%*) - Å**- ' ^jjfi3((Ze_'eh] (*) '*)) +(WfW++*) +

Cb[_dc Wd%9 hj^kh' "*201# ; kbjkh[%Add[ii%WdZ ; Wh[' 0 UUHSZ VM 8U[LYUHS< LKPJFUL - - "+#% +. *Å 1' <GAS*) '0, +/ ())), &1*2&1&+&+. *

Chec Wd%9 dd[E '%WdZ Kj[1 [d 9 ' Koc [i' "+) *, # Add [ij_] Wj_ed e\ Ka[b[jWbLhWkc W Ad =bpWX[j^ 9 < _? Wd] _WdZ E [] Wd C E eeh["=Zi'#%*ALZLHYJO< L[OVKZ FU7 \ T HU BRLSL[HS 1 FVSVN` %[Z_j[Z Xo =bpWX[j^ 9 < _? Wd] _WdZ E [] Wd C E eeh["f f' +*2& +, 1# =bi[1 _[h

Ckc c %C[bi[o B%C WbB J [_d^WZ%-Wie He_ec Xde&E WYWb%WdZ 9 ZkWje 9 hWk`e "+) *) # 9 hY^Y[ef WhW_jebe] _YWbAdd [ij_] Wj_ed e\ WE kc c o \hec K_Ybo "*1j^&2j^ ; [djkho 9 <# 8U[LYUH[FVUHS 9V\ YUHSVM[OL BJHLUJL VM< HU) - "+#%*00Å*1- '

DWpbel i pao%Bypi [\% Wspi F Wo%Huj[h KpWXy%WdZ 9 dZhsi NWZW "+) *1# COL LJVUVT ` VM< LKFL]HS7 \ UNHY' ' : h_bb

D[ikh[%J _Y^WZ ?' "+)).# D_da_d] L^[eho WZ =l_Z[dY[_d Wd 9hY^W[ebe]o e\ @kc Wd 9][dYo3 A[ede]hW^o%Kjoh[%WZ L^[eh[i e\ =c XeZ_c [dj' *9V\ YUHSVM 0 YJOHLVSVNPJHS< L[OVK HUK COLVY` &' ",#%+, 0Å+..'*
^jjfi3((Ze_'eh](*)'*))0(i*)1*/&))).&2,)&

D[l_%8 _el Wd_' "*22*# Gd E_Yhe^_ijeho' *=L^ ?LYZWLJ[P[LZ VU7 PZ[VYPJHS F YH[FUN* 20Å **2'

D_dZ[c Wd%E Wo' "*222# *< LKPJFUL HUK BVJHL[` FU4 HYS` < VKLYU4 \ YVWL'* ; Wd Xh_Z][Md_l[hi_jo Hh[ii'

E Y? [[%J ' Bed%WZ J _Y^WZ D' O Wc i' "+)+)# *0 U[OYVWWSVNPJHS [OLVY` / 0 UFU[YVK\ J[VY` OPZ[VY'* J emc Wd Djjb[_[bZ

E Y? h[m%J eX[hj F '%WZ Be^d: '? h[]]' "*20*# 9 dec Weki >ki_ed e\ j^[E Wh[ki je j^[Loc f Wd_YJ _d]' *0 UUHSZ VM>[VSVN` "ACFUVSVN ; HY UNVSVN` -%*#%8, 1Å*-)'*
^jjfi3((Ze_'eh](*)'**00()),-12-0*)1)))**2

E _[dZb%J 'K'%WZ ;'G' Del[`eo' "*212# *0 NL 2 OHUNLZ FU [OL ?LS]PZ/ 8T WSPH[FVUZ MVY ? HSLVKLT VNYHWO` $0 NL < HYRLYZ FU [OL 7 \ T HU BRLSL[VU"f f' *,0Å*/1#*

E _bd[h%8 [eh][J '%=l[9 dZ[hied%BWo @h_YWa%@_bjed H K_h W%WZ 9 dd[Kjed[' "*22+# *3 L[LYT FUH[FVU VMZRLSL[HS HNL HUK ZL_/ 0 < HU HS WYLWHYLK MVY [OL 3 PJRZVU< V\ UKZ ALI \ YHFS CLHT "8SSFUVPZ B[H[L < \ ZL\ T "BWYFUNMLSK" 8SSFUVPZ* Md_l[hi_jo HWa%H9 ' ?[eh][J ' E_bd[h

E [hh[Wk&Hedjo%E ' "*2/+# Md _duZ_j Z[E [hh[Wk&Hedjo' *ALJ\ L KL < c[HWO` ZPX\ L L[KL < VYHSL +, "-#%)*Å-*)'*

E [ia[bb%Dodd'%J eX[hj O ' Hh[kY[b%WZ Dodd' E [ia[bb "+))-# *0 2 VT WHUFVU [V BVJFHS 0 YJOHLVSVN` $: bWYam[bbHkX*

E [jpb[h%Ah_dW"+)*,# *0 ZVJFHS OPZ[VY` VMKPZHI PSF[` FU [OL < PKKSL 0 NLZ/ 2 \ S[\ YHS 2 VUZ[KLYH[FVUZ VM? O`ZPJHS 8T WHPYT LU[* J ekjb[Z]['

ÅÅÅÅÅ' "+))/# *3 PZHI PSF[` FU < LKFL]HS 4\ YVWL COFURFUN 0 I V\ [?O`ZPJHS 8T WHPYT LU[3 \ YFUN [OL 7 FNO < PKKSL 0 NLZ"J%&&%%#&) %%* J ekjb[Z]['

E _bb[h%@[_Z %B[Wd Dek_i[DW c _[%D ejjWF eY^[&emZo%Riehj F oshsZ_%9 dZh[? edY_W%WZ BedWy^Wd <': [j^WZ "+)+)# <_\\[h[dj_Wb<_W]dei_i e\ ; WbY_[Z FeZkb[i \hec WE [Z_[l WbKpua[bo O ec Wd _d LhWdioW Wd_W *8U[LYUH[FVUHS 9V\ YUHSVM ? HSLVWH[OVSVN` '-$-+Å-0'* ^jjfi3((Ze_'eh](*)'*)*/("_f f'+)*2'*+'))1

E ehhi%^hij_d[%WZ 9 bWd H[Wy_[bZ "+))+# >[[bd] L^hek]^ j^[: eZo3? [ijkh[_d ; h[jWd : hedp[9][J [b]_ed' Ad QWd_i @Wc _bWa_i%E Wa HhkY[dd_a%WZ KWhW LWhem "[Zi'#%*COFURFUN [OY\ NO [OL 1 VK` / 0 YJOHLVSVNFLZ VM2 VYWVYLHSF[* "f f'*).Å*+)# C bkm[h 9 YWZ[c _YHkXb_^[hi'

F [bied%@Wmo%WdZ J eX[hj Bkhc Wd "*211# 8U[YVK\ J[FVU[V WO ZPJHSHU[OYVWWSVN' O [ij HkXbi^_d]'

FoshsZ_%Rieþj' "+) *, # Ç< WW; edY[hd_d] ; ^Wd] [i _d W; [c [j[ho Kkhhekd Z_d] W E [Z_[l Wb; ^khY^'É

ÅÅÅÅÅ' "+) */ # ÇAj[dd[a < _jieiu]uh[Li_dW]Wjj WÉ CVW8U]LZ[? \ I SPZOFUN$

Ghjd[h%< edWZ B "+)) 2# Aik[i _d HW[ef W^ebe]o WdZ Heii_Xb[KjhW[] _[i \eh< [Wbd] m_j^ L^[c ' 0 U[OYVWWSVNPZJOLY0 UaLPNLY +, "- #%+, Å -) '
^jjfi3((Ze_'eh] (*) '**+0())), &. - 1(+)) 2()) +/

Gic ei_i' "+) *2# AOL\ T H[VFK 0 Y[OYH[PZ# 2 H ZLZ' B` T W[VT Z' 3 FHNUVZPZ' CYLH[T LU[" ? H[OVSVN` Sl _Z[eT QekLkX['
^jjfi3((mmm'oekjkX['Yec (mWY^8l 6=: . pnZ9 I ? pM'

HWa[h%^WH[i @ "+) *- # < _i[W[Z : eZ_[i%< [_b[Z Kekbi3; ehfehWbjo WdZ J [b]_eki < _\\[h[dY[_d j^[J [\ehc W_ed' ALUHPZZHUJL @ HY[LYS +, "- #%+/ . Å*+20'
^jjfi3((Ze_'eh] (*) '*) 1/ (/ 0201,

H[ddo&E Wed% [d`Wc _d B%WdZ J [X[YYWD ? embWdZ "+) *- # L^[; ^_bZh[d e\ j^[J [\ehc W_ed3; ^_bZ^eeZ HWbW[e[f _Z[c _ebe]o _d : h_jWd%9 < *))) Å*0)) '
< LKFL] HS0 YJOHLVSVN . 1"*#%/ +Å2- '
^jjfi3((Ze_'eh] (*) '**02()) 0/ /) 20*- R'))))))))), .

H^[d_Y[%L' O ' "*2/ 2# 9 F [mbo < [l [bef[Z N_ikWbE [j^eZ e\ K[n_d] j^[Gi HkXi' 0 T LYPJHU 9V\ YUHSVMP O ZPJHS 0 U[OYVWWSVN %%+#%+20Å) *'
^jjfi3((Ze_'eh] (*) '*)) +(Wf W*, ,),)) +*-

H_ec X_de&E WYWb%< Wie%9 bX[hj J ' R_da%C WbB J [_d^WZ%E [bii WD[_d%K[f^Wd_[HWdp[h%9 hj^kh; ' 9 k\Z[h^[_Z[%J W^[bJ WY^_Z%[j Wb "+) *0# < _[jWo 9 dWoi_i e\ H_hWde *%K_Yb%\$Wo3 L^[J eh[e\ 9 hY^W[ef Wbdebe]o _d >eh[di_YKY[dY['
9V\ YUHSVM0 YJOHLVSVNPJHSBJHLUJL) %- # *2, . Å*2- . '
^jjfi3((Ze_'eh] (*) '*) */ (''W'+) *+'**')) +

J eXX%B%Adia_f%K 9 '% [ii\ehZ% '%< _jjc W%B%C l_i_bZ%L'%E _jY^[b%H < '%E kbZ[h% '% G@ edd[b%L' ; '%H_Y[%E ' ='%J ei[%9 '% KY^[_X% ' "+) *2# Gij[eXe] hW^o3 L^[@_ijeho e\ j^[: eZo W J [Wb: ejjec &D_d[@_ijeho' 1 FVHYJOHLVSVN 8U[LYUH[FVUHB% "*#%/ Å *' ^jjfi3((Ze_'eh] (*) '. 0- - (X_'+) *2'*)) /

J eXX%Re^d' "+)) +# L_c [WdZ : _e] hW^o3Gij[eXe] hW^o e\ j^[Aj Wb Wd F [ebj^_Y L_c [if Wd' Ad QWd_i @W _bWa_i WdZ E Wa HkY[dd_a%WdZ KWhW L Wbem "=Zi'#% COFURFUNCOW\ NO[OL 1 VK / 0 YJOHLVSVNPZ VM2 VYWYLHSF["f f'*. , Å*0*# Ckm[h 9 YWZ[c _Y(H[dkc HkXbi^[hi'

ÅÅÅÅÅ' "+)) 2# LemWZi W; h_jWbGjp_e] hW^o3Ad [dj_d] H[^_ijeh_Y: eZ_[i' Ad @ DW X[hj WdZ E ' E Y< edWZ "=Zi'#%BVJHS1 VKHZ "f f' *)) Å*+1# : [h] ^Wd'

J eX[hj% ^Wheejj[%WdZ C[_j^ E WdY^[ij[h' "+))0# *COL 0 YJOHLVSVN` VMB PZLHZL'* ; ehd[bb Md_l' Hh[ii'

J eXi^[Wkn%L' "+)*0# E_Yhe^_ijeho WdZ j^[@_ijeh_YWbAc W[_dW[ed3F [m >hedj_[hi' *COL 9V\ YUHSVM< LKFL]HSHUK 4 HYS` < VKLYUB[\ KFLZ%*, "*#%8 A' ^jjfi3((Ze_'eh](*)'*+*. (*) 1+2/ , / &0*/ . . -

J ec [e%F ' E '% >_heepWXWZ_%J ' "+)*1# ; bWi__YW[edi _d : h_[\3L^[H_f a_d ; bWi__YW[ed e\ >[c ehWb@[WZ >hWfjkh[i' *2 SFUPJHS> Y[OVWHLKPJZ HUK ALSH[LK ALZLHYJO%*, +". #%8**- A***2' ^jjfi3((Ze_'eh](*)'*))0(i**222')))))))))))))-.

J ei[%A[hec [; ' "+))/ # L^[< [dj_ij WdZ j^[9 hY^W[ebe]_ij3L^[J eb[e\ < [djWb 9 dj^hefebe]o _d F ehj^ 9 c [h_YWd : _eWhY^W[ebe]o' Ad < ebeh[i D' : kha[%BWd[=' : k_aijhW%WdZ DWd[9 ' : [Ya "=Zi'#%*J FVHYJOHLVSV` / COL 2 VUL_[\ HS0 UHS`ZPZ VM 7 \ T HUALT HFUZ* "ff', +, A, - / # =c [hWbZ ? hekf HkXDjZ'

J kiYjj_%H%F Wjeb_%N'% ediebWe%9 '% Wehi_%J '%J ei_dWK'%3 _WdYWd[%3 '%F WZ[_%J '% < _; ebW%A%< _E kp_e% '% [hWbZ Ykhj_%G'%AWede%< '%HWdjWde%A%J eppW3 '% J eii_%K'%< [Kj[\Wde%D'% WZkpp_%K'%N_jW[%9 '% We%>'% eijW%D'%A J W[bb% 9 ' "+) ++# < _if Wj_[i _d j^[fh[1 W[dY[e\ Ybd_YWb\[Wykh[i X[jm[[d ioij[c _Y `kl [d_b[ _Zef Wj^_YWhj^hj_i WdZ WZkbj&edi[j Kj_bbO Z_i[W[' *AOL\ T H[VSVN` >_MYK" 4 UNSHUK*"%+&"*)#%*+- A-*+2' ^jjfi3((Ze_'eh](*)'*)2, (h^[kc Wjebe]o(a[WY)+0

KWdZ_ied%9 ' L' "*2/ 0# K_h E WhY9 hc WdZ J k\\[h "*1. 2A*2*0# Hed[[h e\ HWf[ef Wj^ebe]o' *< LKPJHS OPZ[VY` &&"*+##*.) A*. / '* ^jjfi3((Ze_'eh](*)'*)*0(K))+. 0+0,)))*+))P

KY^h[da%9 b[Y_W9 '%WdZ Deh_9 ' Lh[c XbWb%[Zi "+)++# *1 FVHYJOHLVSVN` VM2 HYL COM\ NO ? VW SH[FVU#; L]LS0 UHS`ZLZ* Md_l[hi_jo e\ >beh_ZWHh[ii'

KY^_\\[h%E_Y^W[b: ' "+))+# *BVJHSCOLVY` FU0 YJOHLVSVN`* Md_l[hi_jo e\ MjW^ Hh[ii'

K^_hjb\\%E ' ='%WdZ E WZ[h%B L' "+))+# 9 Ykj[K[fj_Y9 hj^h_j_i' *2 SFUPJHS< PJYVI FVSVN` AL]FL^ Z*%&*"-#%+0A - -' ^jjfi3((Ze_'eh](*)'**+1(; E J '*. '-'. +0&- -'+))+

Ke\W[h%Re WdWJ ' "+))/ # *COL 1 VK` HZ< H[LYHS2 \ S[\ YL/ 0 COLVYL[PJHS >Z[LVHYJOHLVSVN`* ' ; We Xh_Z][Md_l[hi_jo Hh[ii'

Kf_[hbd]%C W[d =' "+)). # *8UMMU[1 HW[PZT FUALMYT H[FVU6 LUL]H` COL BOHWFUN VMH 2 VT T \ UF`%&*(+#&*+)* ' 9 i^] W['

Kj[mWj%E ' B% E_beh%D' O' "*2. -# >hWfjkh[& _ihe YW[ed e\ L^[@_f39 d =dZ&I [ikbj KjkZo' *9V\ YUHSVM VUL HUK 9VFU[B\ YNLY $0 T LYPJHUEVS T L%*+"+#%*. A, -+' ^jjfi3((Ze_'eh](*)'+*)/ ()))) -/ +, &2. -, /)+)&))*)

KjkWj&E WWZWe %HWjo' "*21. # Hehej_Y^of[heijei_i3J [fh[i[djWl[e\ WY^_bZ^eeZ YedZ_j_ed' *0 T LYPJHU9V\ YUHSVM O`ZPJHS0 U[OYVWVSVN`%+"- #%2*A 21'* ^jjfi3((Ze_'eh](*)'*))+(WfW*, ,)/ /) -)0

KjkZoE [Z_YWb "+) ++# 8UNUJ[PV\ ZVYBLWJ[PJ 0 Y[OYH[PZ#2 H ZLZ' B`T W[VT Z' 3 PHNUVZPZ
CYLH[T LU[? H[OVSVN ! S _Z[eT$QekLkX['
^jjfi3((mmm'oekjkX['Yec (mWJY^8l 6P X G- bl) oX='

KkY^[o%B WdZ < ' C Wjp' ÇKa[b[jWb9] [KjWdZWZi < [h_l [Z \hec Wd =nj[di_l [E kbj_hWY_Wb
KWe fb[e\ E eZ[hd 9 c [h_YWdi 'É 9 XjhWYj' 0 T LYPJHU 9V\ YUHSVMP O`ZPJHS
0 U[OYVWVSVN $/ 23+/ 2'

Kkpka_%L WiWe' "*210# HWh[ef W^ebe] _YWbijkZo ed WYYW[e\ eij[ei WhYec W 0 T LYPJHU
9V\ YUHSVMP O`ZPJHS 0 U[OYVWVSVN %) ", #%) 2Å *1'
^jjfi3((Ze_'eh] (*) '*)) +(WfW*, ,) 0-),).

L_bb[o%Dehd W "+) *. # 9 YYec c eZWj_d] Z_\\[h[dY[_d j^[fh[^_ijeh_YfWj3J [l _i_j_d] j^[
YWW[e\ J ec _je + \hec WXe_WhY^W[ebe]o e\ YWW[f[hif[Yj_l [' 8U[LYUH[PVUHS
9V\ YUHSVMP HSLVWH[OVSVN %% %- Å0-' ^jjfi3((Ze_'eh] (*) '*) */ ('_`ff'+) *-'*) ')),

ÅÅÅÅÅ' "+) *. # AdjheZkYd] j^[: _eWhY^W[ebe]o e\ ; Wh[' COLVY` HUK ? YHJ[PJL FU[OL
1 PVHYJOHLVSVN` VM2 HYL %8 Å**'

ÅÅÅÅÅ' "+) ++# ÇL^[AdZ[n e\ ; Wh[Heij[hÉ: F J =c f_h[9 ffb_YWj_ed'

L_bb[o%Dehd W 9 WdZ 9 b[Y_W9 ' KY^h[da "+) *0# =L^ 3 L]LSVWT LU[Z FU[OL 1 PVHYJOHLVSVN`
VM2 HYL 5 \ Y[OLY 2 HZL B[\ KFLZ HUK 4 _WHUKLK COLVY` ' Kfh_d] [h Adj[hdWj_edWb
HkXb_i^_d]'

L_bb[o%Dehd W 9 WdZ E WhY>' Gn[d^Wc ' "+) **# Kkhl _l Wb W] Wdij j^[eZZi3 E eZ[b_d] j^[
ieY_Wb_c fb_YWj_edi e\ YWh[fhel _i_ed je i[h_ekib o Z_iWXb[Z
_dZ_l _ZkWbi' 8U[LYUH[PVUHS 9V\ YUHSVMP HSLVWH[OVSVN %& "*#% . Å+'
^jjfi3((Ze_'eh] (*) '*) */ ('_`ff'+) **') +')),

L_bb[o%Dehd W 9 WdZ Ledo ; Wc [hed' "+) *-# AdjheZkYd] j^[AdZ[n e\ ; Wh[39 m[XXW[Z
WfbYWj_ed ikffehj_d] WhY^W[ebe] _YWbh[i[WhY^ _dje ^[Wbj^&h[bW[Z
YWh[' 8U[LYUH[PVUHS 9V\ YUHSVMP HSLVWH[OVSVN %+% Å2'
^jjfi3((Ze_'eh] (*) '*) */ ('_`ff'+) *-') *')),

L_bb[o%Dehd W 9 WdZ Ledo ; Wc [hed' "+) *1# COL 8UKL_ VM2 HYL/ 0 UVWLU#HJJLZZ JSV\ K
HWWSPJH[PVU MY I PVHYJOHLVSVN` VMJHYL YLZLHYJO$

LeZZ%E Wh]e' "+)) +# COL 2 \ S[\ YL VMP YW[LZ[HU[PZT FU 4 HYS` < VKLYU BJV[SHUK' QWb[
Md_l [hi_jo Hh[ii'

LeZZ%L' O _d] W[' "*2+*# 9] [; ^Wd] [i _d j^[HkXY: ed[3L^[Adj[hfh[jWj_ed e\
NWi_Yj_edi _d j^[Koc f^oi_Wb9 h[W 0 T LYPJHU 9V\ YUHSVMP O`ZPJHS
0 U[OYVWVSVN %) "- #%) 0Å+-' ^jjfi3((Ze_'eh] (*) '*)) +(WfW*, ,)) -) -),

Lh_daWi%=h_a%WdZ E ' J ' R_c c [hc Wd' "*21+# LhWkc W 9 c ed] j^[K^Wd_ZWh
F [WdZ[hjWbi 'É 0 T LYPJHU 9V\ YUHSVMP O`ZPJHS 0 U[OYVWVSVN . 0"*#/ *Å0/'
^jjfi3((Ze_'eh] (*) '*)) +(WfW*, ,) . 0) *) 1

M^b%F jWb[E ' "+) *, # 9] [&Wj&< [Wj^ =ij_c Wj_ed' Al =bpWX[j^ 9 ' < _? Wl] _WlZ E [] Wl C' E eeh["=Zi'#%lALZLHYJO< L[OVKZ FU7 \ T HUBRLSL[HS1 FVSVN` "f f' / , Å10# =hi [1 _[h'

Mc çWhi a WO _eh[jWAWlZ 9 ddWHhki [a&< kZa_[m_Yp' "+) *) # ? hemj^ J [jWZWj_ed WlZ < [bWb[Z HkX[hjo _d ; ^_bZh[d WlZ 9 Zeb[i Y[dji m_j^ Bkl [d_b[AZ_ef Wj^_Y 9 hj^h_j_i' 0 YJOP[LZ VM< LKPJHS BJFLUJL%a"*#%8 2Å+, ' ^jjf i 3(Ze_'eh] (*) '. **- (Wc i '+) *) '*, .) *

N[hZ[ho%C Wj^[h_d[' "*222# COL ? VSH[PJHS; P[LZ VMB LHK 1 VKHLZ/ ALI \ YHHS HUK ? VZ[# BVJHHSPZ[2 OHUNL' ; ebkc X_WMd_l [hi_jo Hh[ii'

N[djWZ[i %F [h[W? '%Ac WlebE ' DWpWE edji [hnWj @[hl [bWWAWlZ ; edY[f Yyd Z[&bWA {W "+) *1# 9 J [YehZ_d] >ehc \eh< _\\[h[dj_Wb< _Wj dei_i e\ 9 hj^hef Wj^_[i' 8U[LYUH[FVUHS 9V\ YUHS VM? HSLVWH[OVSVN`% %%. Å- 2' ^jjf i 3(Ze_'eh] (*) '*) */ (''_`f f'+) *1') *')) -

O Wjed%Re^d%BWc [i >' : heeai%WlZ ; ^_hijef^[hJ 'F ' < [; ehi [' "+)) 1# BT HSF VYSKZ/ < L[OVK" < LHUFUN" 0 UK =HYH[P]L FU< PJYVOPZ[VY` "*ij [Z# KY^eeb\eh 9 Zl WlY[Z J [i[WhY^ Hh[ii'

O Wl] %B Wl%WlZ D_kYW_O Wl] ' "+) +*# F el [bL^[hWf[kj_YAdj[hl [dj_edi LemWhZi Ac f hel [Z E WlW[c [dj e\ K[f j_Y 9 hj^h_j_i' 1 < 2 < \ ZJ\ SVZRLSL[HS 3 PZVYKLYZ%' "*#%8 Å ,) ' ^jjf i 3(Ze_'eh] (*) '**1/ (i *+12* &+* &- , 1, &

O ^_j[%L' < '%E _Y^Wb L' : bWa%WlZ H_j[h 9 ' >eha[di "+) *+# 7 \ T HU> Z[LVSVN' 9 YWZ[c _YHh[ii'

O _da[bc Wl%E _Y^Wb "+)) 2# 2 \ S[\ YL HUK 7 LHS[O/ 0 WWS FUN < LKPJHS 0 U[OYWWSVN` $ Beii [o& Wi'

O eb\%Rkb_ki' "*12+# 3 HZ 6 LZL[a KLY [YHUZMYT H[FVU KLY RUVJOLU' @_hi Y^mWbZ'

RWl[jj_% h_ij_Wle' "+) *-# L^[; ^[[i[WlZ j^[O ehc i3L^[; eic ei e\ WK_nj[[dj^& ; [djkho E _bb[h' COL BP[LLU[O 2 LU[\ Y` 9V\ YUHS' K_nj[[dj^ ; [djkho Bekhd Wb HkXbi_^[hi'

R[`Z_ba%C Wj_[%Red Wj^Wl < : [j^WlZ%Riebj F oshs Z%WlZ 9 dZh[ ? edY_Wl "+) *2# L^[ E [Z_[l WbLhWdioh Wl_Wl GhWb; edZ_j_ed39 ; W[ KjkZo _d Adj[hf h[jWj_ed WlZ KjWlZWlZ_pWj_ed' 3 LU[HS 0 U[OYWWSVN` % ' "+#%00Å11' ^jjf i 3(Ze_'eh] (*) '+/ . 0. (ZW1 , +_+'+2/

R[`Zba%C Wj_[%Riebj F oshs Z_%WlZ 9 dZh[ ? edY_Wl "+) +*# =l _Z[dY[ e\ @ehi [c Wli^_f _d Lme Kpuab[h F eXb[c [d \hec j^[ : Wegk[ f[heZ' 8U[LYUH[FVUHS 9V\ YUHS VM > Z[LVHYJOHLVSVN` % &"*#%/ Å0/ ' ^jjf i 3(Ze_'eh] (*) '*)) +(eW+2+.

R[_Zba%C Wj[%9 dZh[? edY_WP/ReedWj^Wd : [j^WZ%WdZ Riebj F oshsZ_' "+) +) #
Adl [ij_] Wj_d] WE [Z_[1 Wb; ^khY^ WdZ ; [c [j[ho "Nê[d_&HefZec X%@Wh]^_jW
; ekdjho# *0J[H< \ ZLP=HWJLUZPZS7 PZ[VYPJHP%8*, "*- , Å0, '*

R^Wd] %O [dn_d%9 dg_O Wd] %R_d_d] Rek%L_dWBWeX%H[d] ; ^[d%F _oWp_9 b\k`_Wd] %
I kWdY^We R^Wd] %WdZ I _Wd O Wd] "+) ++# L^[Ac f Wh[Z F ec WZ39
: _eWhY^W[ehe]_YWbKjkZo ed Wd =Wbo Aced 9] [; W[e\ Cd[[9 daobei_i \hec j^[
B_W[ha[d`_W[W; [c [j[ho%F ehj^m[ij[hd ; ^_dW *8UJLYUH[PVUHS9V\ YUHSVM
>Z[LVHYJOHLVSVN* (' "+#% 2, Å) 1' ^jjf i3(Ze_'eh] (*) '*)) +(eW,) 1,

www.ingramcontent.com/pod-product-compliance
Lightning Source LLC
LaVergne TN
LVHW042115190726
843493LV00006B/1487